Implant-assisted removable partial denture

インプラントパーシャルデンチャー
IARPDの臨床

監修・著　亀田 行雄

デンタルダイヤモンド社

執筆者一覧 (掲載順)

亀田　行雄	(かめだ　ゆきお)	埼玉県川口市／かめだ歯科医院
大藤　竜樹	(おおとう　たつき)	神奈川県横浜市／オオトウ歯科医院勤務 東京都品川区／品川シーサイドイーストタワー歯科勤務
長濱　優	(ながはま　ゆう)	東京都立川市／立川北デンタルオフィス勤務
栃内　秀啓	(とちない　ひでひろ)	神奈川県厚木市／小林歯科医院勤務
村上　智	(むらかみ　さとる)	埼玉県比企郡／村上歯科医院
八代　一貴	(やしろ　かずき)	埼玉県川口市／かめだ歯科医院勤務
関　豊成	(せき　とよしげ)	東京都昭島市／関歯科診療所
諸隈　正和	(もろくま　まさかず)	千葉県千葉市／諸隈歯科医院
小林　友貴	(こばやし　ともたか)	東京都世田谷区／小林歯科医院勤務
渋谷　哲勇	(しぶや　のりお)	東京都中央区／銀座ＵＣデンタルインプラントセンター勤務
小林　周央	(こばやし　のりひさ)	東京都世田谷区／小林歯科医院勤務
川口　裕之	(かわぐち　ひろゆき)	広島県大竹市／川口歯科医院
柿沼　八重子	(かきぬま　やえこ)	埼玉県川口市／かめだ歯科医院勤務

はじめに

　遊離端欠損のようなブリッジができない欠損補綴は、従来は可撤式パーシャルデンチャーか固定式インプラント補綴で対応することがほとんどであった。本書で提案するインプラントパーシャルデンチャー（IARPD）に関しては、以前より臨床で行われていた方法にもかかわらず、そのような欠損補綴の治療選択肢に含まれることは少なかった。われわれ術者の視点でも、インプラントを受け入れることができる患者には、固定式インプラント補綴で対応することが多く、受け入れられない患者にはパーシャルデンチャーか、補綴しない短縮歯列（SDA）でと考えてしまう。そこにはIARPDという選択肢が入る余地は少ないように思える。

　しかし日本が超高齢社会となり、これから高齢者に対する歯科医療の役割が増大することは疑う余地もない。特に本書を発刊する2015年は戦後第一次ベビーブームの時に生まれた、いわゆる「団塊の世代」が65歳以上の高齢者となる年にあたる。そして健康志向の高まりと共にこれからの高齢者の多くで欠損がある反面、残存歯もある部分欠損症例が増える疾病構造となるであろう。

　しかも団塊の世代は日本の高度経済成長の屋台骨を支えてきた人たちである。皆が豊かな老後を望み、美味しく食事ができることを切望している。そのような患者が来院した時に、術者の視点ではなく患者の視点で治療法を考えることも必要になる。

　患者の中には多数のインプラントを埋入して固定式とすることを、それほど望んでいない人もいる。むしろ義歯に慣れており、外せることに清潔感のメリットを感じていることも多い。ただしもっと良く噛めて、違和感の少ないパーシャルデンチャーを求めている。そのような患者に、義歯と少ない本数のインプラントを併用するIARPDは、受け入れやすい治療オプションとなるであろう。患者の視点に立つと、固定式インプラント補綴を求める場合、可撤式パーシャルデンチャーを求める場合、それだけではなくその中間もエアーポケットのように存在することに気づく。

　本書で紹介するIARPDに関しては、十分なエビデンスが確立された治療法と言うことはできない。しかし臨床ではパーシャルデンチャーの動きを少なくし、強固な咬合支持を得る方法として活用されてきている。今回の書籍を出版するにあたり、現時点でわかっているエビデンスを整理し、IARPDの利点だけでなく、欠点も明確にしてゆく。そして臨床応用する際には、その欠点を最小限とすることが、高い患者満足度を得る近道と考えている。本書が臨床エビデンス確立の第一歩になっていただければ幸いである。

2015年2月　亀田 行雄

インプラントパーシャルデンチャー
IARPDの臨床

目次

はじめに　亀田 行雄

第1章
インプラントパーシャルデンチャー（IARPD）とは

Ⅰ　インプラントパーシャルデンチャー（IARPD）の臨床的意義 …………………………… 008
　　亀田 行雄

　　症例1　1本のインプラントを埋入し遊離端義歯をIARPDとした症例
　　症例2　固定式インプラント補綴からIARPDへ移行した症例

Ⅱ　無歯顎患者のインプラントオーバーデンチャーとの違い …………………………… 016
　　亀田 行雄

　　症例1　上下無歯顎の下顎に2本埋入した2-IODの症例〈インプラントの役割は維持〉
　　症例2　上下無歯顎の下顎に4本埋入したIODの症例〈インプラントの役割は支持〉
　　症例3　遊離端義歯装着者の臼歯部に1本インプラントを埋入し、IARPDを製作した症例〈インプラントの役割は支持〉
　　症例4　パーシャルデンチャーにおける義歯床縁の特徴——多数歯欠損症例
　　症例5　パーシャルデンチャーにおける義歯床縁の特徴——中間欠損症例

第2章
これまでのパーシャルデンチャーを考える

Ⅰ　パーシャルデンチャーは歯を守るのか、壊すのか …………………………… 028
　　大藤 竜樹

Ⅱ　天然歯のオーバーデンチャーに起こりうる問題点とその対策 …………………………… 036
　　長濱 優

Ⅲ-1　インプラント支台のクラウンを鉤歯とすることの是非について …………………………… 040
　　栃内 秀啓

Ⅲ-2　インプラント支台のクラウンを鉤歯とするパーシャルデンチャーの1症例 …………………………… 044
　　村上 智

Ⅳ　義歯床が残根周囲歯肉を被覆することの問題点 …………………………… 052
　　八代 一貴

Ⅴ　パーシャルデンチャーにおける義歯床の大きさは総義歯と同じにすべきか ……………… 060
　　関　豊成

Ⅵ　コーピングの高さとハイジーンの関連―天然歯とインプラント― ……………………… 068
　　諸隈　正和

第3章
インプラントパーシャルデンチャーのエビデンスと現在の戦略

Ⅰ　インプラントパーシャルデンチャーのエビデンス（海外、日本での研究）と現在の戦略 ………… 080
　　小林 友貴、諸隈 正和、渋谷 哲勇、小林 周央

Ⅱ　すれ違い咬合一歩手前をIARPDで対応した症例 ……………………………………………… 096
　　川口 裕之

第4章
インプラントパーシャルデンチャーの製作技法

インプラントパーシャルデンチャーの製作技法―天然歯とインプラントと粘膜が混在する環境― ………… 112
亀田 行雄

症例1　両側遊離端欠損の遠心側に1本ずつインプラントを埋入した症例
症例2　ヒーリングアバットメントを加工してドーム型のアタッチメントとした症例
症例3　技工にて内冠型のカスタムアタッチメントを製作した症例
症例4　前後すれ違い咬合に下顎両側1本ずつのインプラントを埋入した症例
症例5　臼歯部咬合支持を喪失し、すれ違い咬合一歩手前の症例
症例6　インプラント周囲の義歯床を開放型にした症例
症例7　インプラント周囲の義歯床が開放型にできない症例
症例8　ブラキサーの義歯装着者にIARPDで対応した症例

第5章
メインテナンス

天然歯とインプラントさらに義歯が共存する環境でのメインテナンス ……………………………… 142
柿沼 八重子（歯科衛生士）

おわりに　　亀田 行雄

第1章

インプラントパーシャルデンチャー（IARPD）とは

Ⅰ　インプラントパーシャルデンチャー（IARPD）の臨床的意義

Ⅱ　無歯顎患者のインプラントオーバーデンチャーとの違い

第1章　I

インプラントパーシャルデンチャー (IARPD) の臨床的意義

亀田 行雄　Yukio KAMEDA

インプラントパーシャルデンチャー (IARPD) の用語

　義歯床下にインプラントを埋入し、これを支台として用いオーバーデンチャーとすることをインプラントオーバーデンチャー Implant overdenture（IOD）と呼ぶ。一般には無歯顎者において、インプラントにアタッチメントを接合し、義歯の維持や支持として用いることが多い。

　本書の主題であるIARPDは、パーシャルデンチャーの義歯床下にインプラントを埋入し、オーバーデンチャーとする手法を指す。

　国際誌においてもImplant supported removable partial denture（ISRPD）やImplant retained removable partial denture（IRRPD）、Implant assisted removable partial denture（IARPD）などの用語が使用されている。正確な英語ではないが、日本語としてわかりやすいIARPDという用語を本書で用いた。略語に関してはImplant assisted removable partial denture の頭文字のIARPDを用いた。

それを検証するために、IARPDのメリット、デメリットについて整理する。

```
パーシャルデンチャー
Removable Partial Denture：RPD
          ＋
インプラントオーバーデンチャー
Implant Overdenture：IOD
          ＝
インプラントパーシャルデンチャー
Implant Assisted Removable Partial
Denture：IARPD
```

IARPDのメリット、デメリット

　臨床においては、固定式のインプラント補綴装置を装着した患者が経年的に残存歯の欠損が拡大し可撤式であるIARPDに移行する症例と、すでにパーシャルデンチャーを装着した患者で、義歯の安定のため戦略的に義歯床下にインプラントを埋入しIARPDにする症例がある。

　前者は加齢と共に起こりうる必然的な対応法であるが、後者ははたして必要な処置であろうか。

1 通常のパーシャルデンチャーと比較したときのIARPDのメリット、デメリット

IARPDのメリット ○

① 遊離端義歯の床下にインプラントを用いることで、咬合支持を強化できる。

▼

臼歯部で噛みやすくなり、安定した臼歯部での奥噛み習慣を得やすい。

② 遊離端義歯を中間欠損化することで義歯の動きが少なくなる。

▼

義歯の動きが少なくなり、噛みやすくなる。その結果、鉤歯への負担も軽減する。

③ 義歯床をコンパクトにでき、違和感が減る。

▼

必要最小限の辺縁封鎖で済み、中間欠損の義歯と同程度のコンパクトな義歯床外形になる。違和感が少ないため、患者も義歯を受け入れやすい。

④ 審美的である。

▼

インプラントのアタッチメントに維持作用のあるものを用いることで、クラスプなどの残存歯にかける装置が少なくでき、審美的回復が容易である。

IARPDのデメリット ✕

① 外科的、経済的負担

▼

インプラントを埋入するため、ボーンアンカードブリッジほどではないが、患者に外科的、経済的な負担が発生する。

② 義歯製作が複雑

▼

生理的な動揺のある天然歯、ほぼ動きのないインプラント、被圧変位量の大きな顎堤粘膜、この３者を同時に正確に印象採得することは難しい。

③ 義歯破損のリスク

▼

咬合時にインプラントを支点として義歯床が破折しやすく、メタルフレームなどでの補強が必要になる。

| 症例1 | 1本のインプラントを埋入し遊離端義歯をIARPDとした症例 |

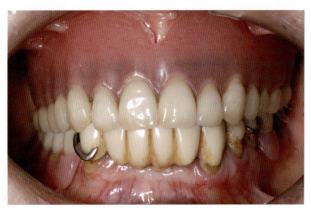
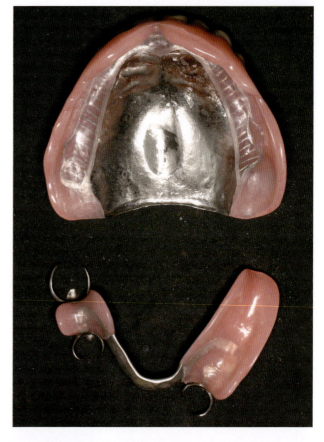

図1-1・1-2　初診時使用していた義歯

66歳　女性。主訴：上顎総義歯がゆるい。左側で10年以上噛めないでいる。右側で噛むと下顎の義歯に痛みがあり噛めない。よく噛めて審美的な回復を希望。

1-1 | 1-2

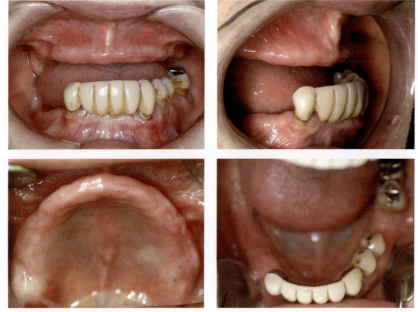

1-3 | 1-4 | 1-5
1-6 | 1-7

図1-3〜1-7　初診時の口腔内

患者は上顎の義歯を何回か製作しているようだが、十分な維持は得られていない。しかし上顎の顎堤吸収は少なく、辺縁封鎖を得ることは容易に見える。このような場合、咬合の問題が関与していることが多い。残存している下顎前歯部で噛む習慣（前噛み習慣）がついており、上顎の総義歯は噛むたびに離脱力がかかる。できるだけ両側の大臼歯部で噛めるようにする習慣（奥噛み習慣）がつけば、上顎義歯の安定を得やすい。

第1章 インプラントパーシャルデンチャー（IARPD）とは

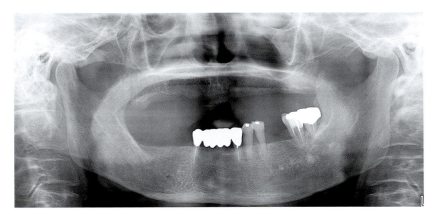

図1-8
初診時のパノラマエックス線画像
下顎顎骨の吸収も少ないが、残存歯は歯周疾患により支持組織は減少している。本症例ではパーシャルデンチャーでの対応や固定式のインプラント補綴も考えられるが、最小限の侵襲で臼歯部咬合支持を回復し、将来の変化にも対応しやすいよう、遊離端欠損部に1本のインプラントを埋入しIARPDとすることを計画した。

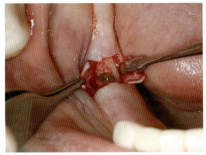

図1-9
遊離端欠損部に1本のインプラントを埋入
遊離端欠損の後方に最小限のH型切開によりインプラントを埋入した。

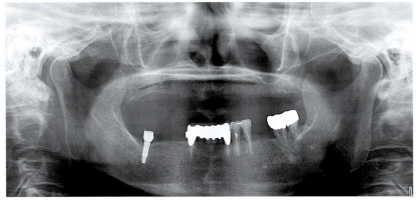

図1-10 埋入後のパノラマエックス線画像
顎骨の吸収は少ないため、十分な長さのインプラント（直径3.8mm長さ13mm）を埋入することができた。

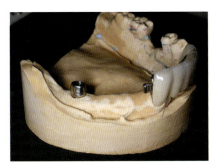

図1-11 内冠型のカスタムアタッチメント
アタッチメントに高さを与えると側方力が大きくかかるが、歯ブラシは当てやすくなり清掃性は向上する。本症例では十分な径と長さのインプラントが埋入できたため、清掃性を優先し内冠型の高さのあるアタッチメントを製作した。

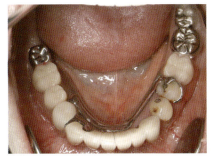

図1-12 義歯を装着した下顎咬合面観
内冠型のアタッチメントに対し、義歯に外冠を組み込んだことで、アタッチメント周囲を義歯床で覆わない開放型の設計にすることができる。コーヌスクローネのような維持力は求めず、沈下防止の支持としての役割を期待した。

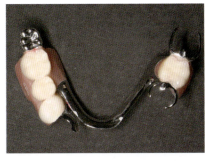 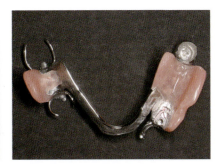 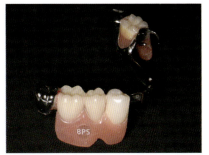

図1-13・1-14・1-15 下顎のIARPD
遊離端欠損の後方にインプラントを1本埋入したことで、義歯の沈下が減少し大臼歯部で良く噛めるようになった。それにより義歯破折のリスクがあるが、メタルフレームで強度を確保した。また両側大臼歯部での奥噛み習慣が達成でき、その結果上顎の総義歯の維持安定も良好となった。下顎の義歯は遊離端欠損が中間欠損となり、義歯床外形もコンパクトで違和感も減少した。

2　固定式インプラントブリッジと比較したときのIARPDのメリット、デメリット

IARPDのメリット

① 少ない本数のインプラントで済む。

多数歯欠損になると、固定式のインプラントブリッジでは多くの本数のインプラントが必要になり、患者には外科的・経済的負担が大きくなる。IARPDはわずか1本のインプラントでも臼歯部咬合支持を回復しやすい。

② 可撤式のため清掃しやすい。

義歯を外して清掃できるため、衛生的な環境を作りやすい。特に高齢者では介護状態になったとしても、周囲の介護者によるプラークコントロールが、固定式のインプラントブリッジに比べ容易である。

③ 軟組織の形態が回復しやすい。

顎堤が大きく吸収すると固定式のインプラントブリッジでは歯冠形態は回復できても、軟組織の形態回復が難しい。歯頸部が陥凹し食渣がたまりやすく、リップサポートも回復しにくい場合がある。IARPDでは、義歯床があることで軟組織の形態回復が容易にできる。

④ 審美的な回復が容易。

軟組織の形態回復により顔貌所見は改善し、審美的回復が容易にできる。

⑤ 高齢者では患者満足度も高い。

外して清掃しやすいことや、軟組織の形態が回復しやすいことなどから、高齢者では可撤式義歯を希望することが多い[1]。

⑥ 修理がしやすい。

将来起こりうるインプラントや上部構造のトラブルに対し、可撤式であるため、修理や設計の変更がしやすい。

⑦ 上部構造が埋入位置に影響を受けにくい。

不適切なインプラントの埋入位置でも、義歯床の中に収めることができれば歯冠形態が埋入位置に影響を受けにくい。その結果、義歯の安定に有利な位置に人工歯を排列することができる。

IARPDのデメリット

① 可撤式は変わらない。

インプラントを埋入しても、上部構造は可撤式となるため、固定式補綴装置を希望する患者さんに対しては、患者満足度の向上にはつながりにくい。

② 咀嚼能力は固定式にかなわない。

咬合力や咀嚼効率などは固定式の方が優れる。

③ 義歯の動きがある。

リジッドな設計にしても可撤式義歯のため、機能時に多少の義歯の動きがあり、違和感につながることがある。

④ アタッチメント周囲粘膜に炎症を起こしやすい。

アタッチメント周囲粘膜を義歯床で覆うためインプラント周囲の自浄性、清掃性が悪化しやすい。

⑤ 材料の制約を受ける。

人工歯と義歯床に使用できる材料は限られ、レジンを使用することが多くなる。そのため経年的に人工歯の咬耗、摩耗、着色、変色が起こる。義歯床も摩耗、着色、変色が起こり、多孔性材料のためプラークが付着しやすい。

症例2　固定式インプラント補綴からIARPDへ移行した症例

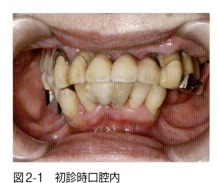

図2-1　初診時口腔内
59歳　女性。上顎の前歯ブリッジは動揺度3度であった。下顎前歯部も動揺し患者は咀嚼障害を訴えていた。

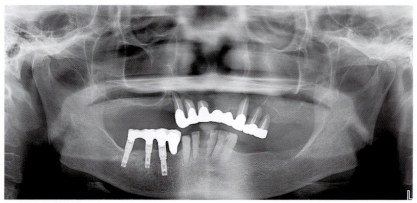

図2-2　初診時のパノラマエックス線画像
右下臼歯部には、約20年前に埋入した固定式のインプラントブリッジを装着していた。上顎の残存歯は保存不可能であったが、患者は抜歯を拒否したため、経過観察となった。

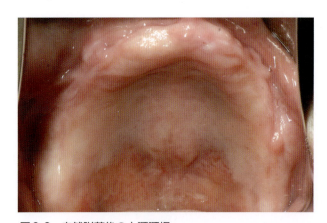

図2-3　自然脱落後の上顎顎堤
上顎残存歯は自然脱落し、無歯顎となり再来院。食事ができないと訴えた。

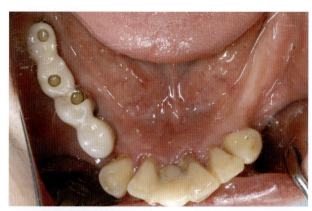

図2-4　下顎咬合面観
2┼2は抜歯適応となり、残る歯は左右犬歯と右下のインプラントのみ。

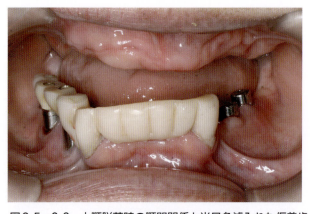
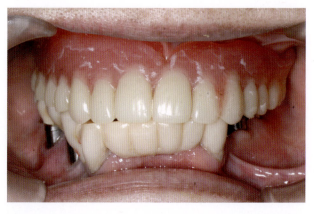

図2-5・2-6　上顎脱落時の顎間関係と当日急遽入れた仮義歯
下顎右側のインプラントの埋入位置がかなり頬側のため、上顎人工歯は顎堤より頬側に排列される。そのため上顎総義歯には咬合時に離脱力がかかる。

第1章　インプラントパーシャルデンチャー（IARPD）とは

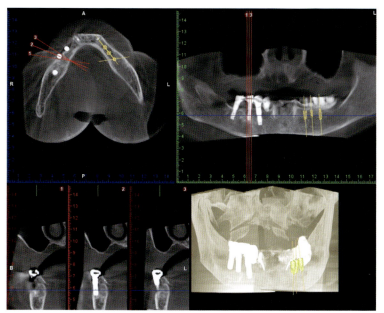

図2-7　コーンビームCT画像
埋入してあるインプラントがかなり頬側に位置していることがわかる。この位置では適切な歯冠形態を立ち上げるのは難しい。両側大臼歯部で噛むことができるよう、左側にもインプラント埋入を計画した。

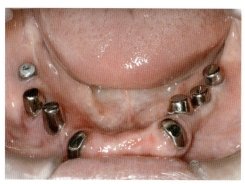

図2-8　可撤式に変更
右下インプラントの上部構造が破損、脱離したため、固定式の補綴装置ではなく可撤式のIODに変更した。最終補綴前に固定式か可撤式か確認したが、患者は清潔感から可撤式を選択した。

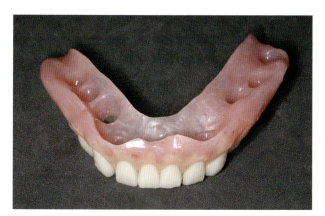

図2-9　下顎のIARPD
天然歯とインプラントが混在したIODとした。インプラントのアタッチメントの最近心の2本にはマグネットのキーパーを装着した。しかしインプラントの役割は支持中心である。

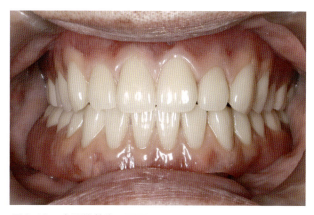

図2-10　上顎総義歯、下顎IARPD
固定式ではなくIODにしたメリットの一つに人工歯排列位置がインプラント埋入位置に左右されにくいことがある。上顎総義歯の安定に適した位置に、下顎人工歯を排列できることができた。また固定式のインプラント補綴では歯冠形態を回復できるが、軟組織形態を回復しにくい。IODでは義歯床があることで抜歯により失われた軟組織形態を容易に回復でき、審美的にも有利である。

参考文献

1) Feine JS, de Grandmont P, Boudrias P, Brien N, LaMarche C, Taché R, Lund JP: Within-subject comparisons of implant-supported mandibular prostheses: choice of prosthesis. J Dent Res 73 (5): 1105-1111, 1994.

第1章 II

無歯顎患者の
インプラントオーバーデンチャーとの違い

亀田 行雄　Yukio KAMEDA

1 エビデンスレベルの違い

　2002年のMcGillコンセンサスにて、無歯顎患者における補綴治療のファーストチョイスは、下顎に2本のインプラントを埋入する2-インプラントオーバーデンチャー（以下2-IOD）であると発表された[1]。これはその時点までの研究論文を科学的に評価し、そのような結論へ結びついた。その後2009年のYorkコンセンサスでも同様の結論に至っている[2]。つまり2-IODに関しては、多くの科学的根拠に基づく患者満足度の高い治療法として、無歯顎患者の補綴治療におけるグローバルスタンダードとなっている。

　一方、パーシャルデンチャーを装着した患者に対し、その義歯床下にインプラントを埋入しオーバーデンチャーとするインプラントパーシャルデンチャー（IARPD）に関しては、症例報告が主体であり、ランダム化比較試験（RCT）はごくわずかである。現在何がわかっていて、何がわかっていないかに関しては、第3章で解説する。

　臨床応用に際しては、無歯顎者の下顎2-IODはエビデンスレベルの高い、つまり世界中のどの歯科医師が評価しても、信頼性の高い治療法と言うことができる（表1）。本書で提示するIARPDに関しては、現時点では2-IODのようなエビデンスレベルではない。しかし臨床においては、パーシャルデンチャーの義歯床下にインプラントを併用することで、義歯の動きは少なくなり、確実な咬合支持を獲得できる。IARPDは今後臨床応用が進む治療法と考えられる。

表1　エビデンスレベル分類
無歯顎者の下顎2-IODに関する研究は、多くのRCTを含みエビデンスレベルが高いものが多い。一方IARPDに関しては、多くが症例報告にとどまり、エビデンスレベルが高いものは少ない。

Level	内　容
1a	ランダム化比較試験のメタアナリシス
1b	少なくとも一つのランダム化比較試験（RCT）
2a	ランダム割付を伴わない同時コントロールを伴うコホート研究（前向き研究、prospective study、concurrent cohort study など）
2b	ランダム割付を伴わない過去のコントロールを伴うコホート研究（historical cohort study、retrospective cohort study など）
3	症例対照研究（ケースコントロール、後ろ向き研究）
4	処置前後の比較などの前後比較、対照群を伴わない研究
5	症例報告、ケースシリーズ
6	専門家個人の意見（専門家委員会報告を含む）

＊文献3）より改変引用

臨床応用する際は、そのメリット、デメリットを患者さんに十分に説明し、了解を得て行う必要がある（インフォームドコンセント）。その際に歯科医師にとって、まずはIARPDの知識を十分に持つことは当然である。さらにこのような新しい手法を用いる場合において、メリットばかりに目を向けず、デメリットを最小限にする工夫をすることが重要と考える。本書を発刊する意義は、そこにあると考えている。

2 インプラントの役割の違い：義歯の支持のためか、維持のためか

無歯顎患者のIODでは、**症例1**のように、顎骨の吸収した高齢者であることが多い。そのため大臼歯部にインプラントを埋入することは困難であり、通常はオトガイ孔間の前歯部付近に埋入することになる。

2-IODにおいてインプラントの役割を考えると、義歯の離脱を防ぎ、結果として義歯の動きを少なくすることが主である。このことはインプラントが義歯の支持ではなく、維持に貢献していることを示す。もちろん咬合した時に咬合力はインプラントにも伝わるため、支持として働く要素がある。しかし支持の要素が強すぎると患者はインプラントのある前歯部で噛む習慣がつき、いわゆる前噛み習慣のため、かえって義歯は不安定になる。あくまでも義歯が外れそうになった時に、インプラントのアタッチメントが維持として働くことが望ましい。

一方、同じ無歯顎患者でも**症例2**を見てみる。こちらの症例では、大臼歯部にもインプラントが埋入可能であった。前歯部に2本、大臼歯部に2本の合計4本のインプラントを四隅に配置し埋入した。アタッチメントは内冠形態のコーピングの上部にマグネットのキーパーを装着した。維持力はマグネットの磁力が主である。しかし本症例でのインプラントの役割を考えると、台形の四隅で咬合力を垂直に支持することに貢献している。四隅に配置されたアタッチメントにより義歯の動きはほとんどなくなる。多くの症例で維持力としてのマグネットは使用しなくとも、患者満足度は得られることを経験する。

このように、無歯顎患者におけるIODでも、2-IODのようにインプラントで"維持"するIOD（Implant retained overdenture）と、臼歯部にもインプラントを埋入した4-IODのように、主にインプラントで"支持"するIOD（Implant supported overdenture）がある。

本書で提示するインプラントパーシャルデンチャーに関しても、維持を主体とするのであれば、Implant retained removable partial denture：IRRPDという用語が適している。また支持が目的であれば、Implant supported removable partial denture：ISRPDということができる。その両者を含め補助するという意味で、Implant assisted removable partial denture：IARPDという用語が広く使用されている。

このようにインプラントの目的が維持であるのか、それとも支持であるのかを考えることが、インプラントの埋入位置やアタッチメントの種類を決定する上で重要な要素となる。**症例3**のように、遊離端欠損症例において、遊離端部の義歯の沈下防止のため、義歯床下に1本のインプラントを埋入する場合、インプラントは支持として働くことが有効となる。支持として有利な埋入部位と使用するアタッチメントの形態は、その目的を考えれば明瞭になる。

臨床において無歯顎患者のIODでは、2-IODのように義歯の維持としてインプラントを用いることが多く、一方本書で提示するIARPDにおいては、遊離端義歯の義歯床の沈下に抵抗する支持として用いることが多い。

症例 1　上下無歯顎の下顎に2本埋入した2-IODの症例〈インプラントの役割は維持〉

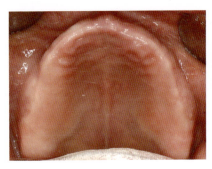
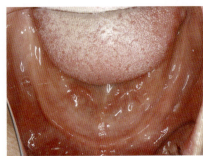

図1-1・1-2　初診時の上下無歯顎顎堤
69歳　女性。総義歯でうまく噛めないことを主訴に来院。今まで何度も総義歯を製作したが満足できなかった。下顎の非可動粘膜（咀嚼粘膜）がほとんどなく、頰粘膜を引っ張ると歯槽頂まで動いてしまう。

1-1 ｜ 1-2

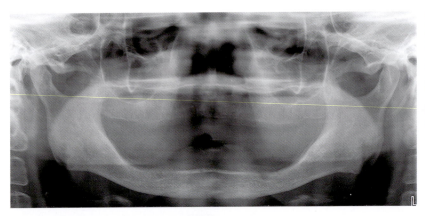

図1-3　初診時のパノラマエックス線画像
下顎の顎骨は吸収し、オトガイ孔は上方に開口している。下顎に2本のインプラントを埋入し2-IODとすることを計画した。

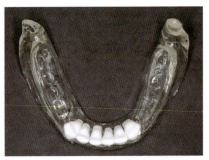

図1-4　診断用ステント
インプラントを埋入する前歯部には造影剤入りの人工歯を排列した。

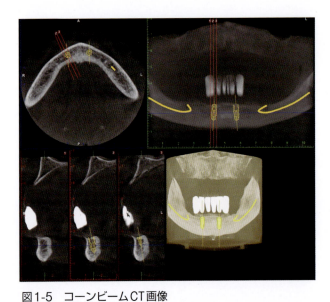

図1-5　コーンビームCT画像
ステントを口腔内に装着し、コーンビームCTを撮影した。直径3.8mm、長さ9.5mmのインプラントをシミュレーションしたが、顎骨が少ないことがわかる。

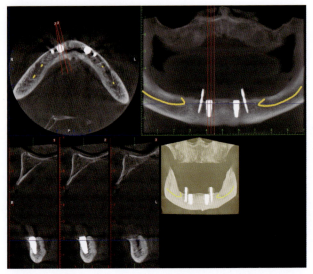

図1-6　インプラント埋入後のCT画像
側切歯、犬歯間を目安に、左右対称に2本のインプラントを埋入した。その外側にあるのは仮義歯を安定させるために埋入したテンポラリーミニインプラント。

第1章 インプラントパーシャルデンチャー（IARPD）とは

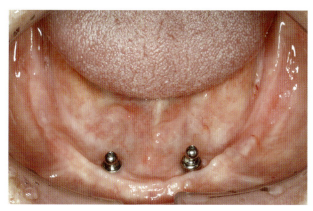

図1-7　アタッチメント装着後
2-IODのアタッチメントにボールアタッチメントを装着した。義歯の離脱に抵抗する維持としての役割を期待した。

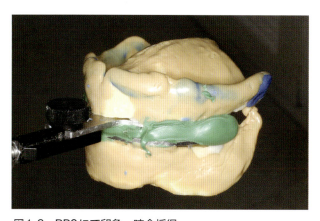

図1-8　BPSにて印象・咬合採得
閉口機能印象を行い、同時にゴシックアーチ描記法を用い咬合採得も行った。

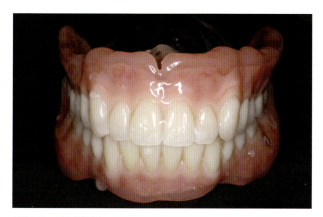

図1-9　完成義歯
上顎は総義歯、下顎は2-IOD。

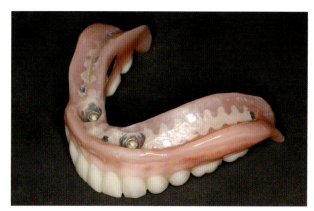

図1-10　フィメール装着後
ボールアタッチメントに対し、下顎義歯にフィメール（O-リングや本症例ではメタル製）を装着した。

| 症例 2 | 上下無歯顎の下顎に4本埋入したIODの症例〈インプラントの役割は支持〉 |

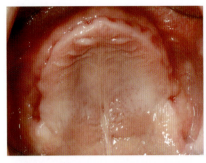
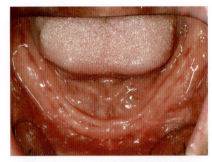

図2-1・2-2　初診時の口腔内写真
初診時34歳　男性。上下顎無歯顎で総義歯の違和感および咀嚼障害を主訴に来院。

2-1 | 2-2

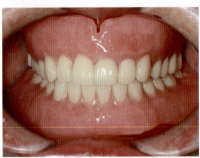
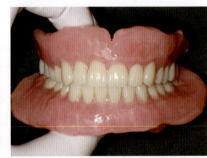

図2-3・2-4　初診時装着していた総義歯
辺縁封鎖を高めるためか床縁が厚く長いが、患者さんは邪魔で入れていられない。

2-3 | 2-4

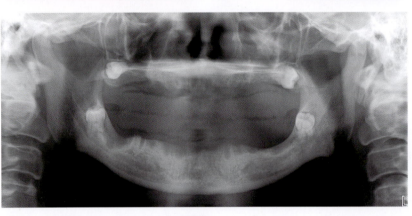

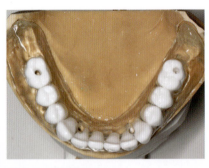

図2-6　診断用ステント
パウンドラインを参考に、前歯部に2本、臼歯部後方に2本のインプラントを埋入し、台形の四隅に配置するように設計した。

図2-5　初診時のパノラマエックス線画像
抜歯して間もないようである。下顎の顎骨は残存している。

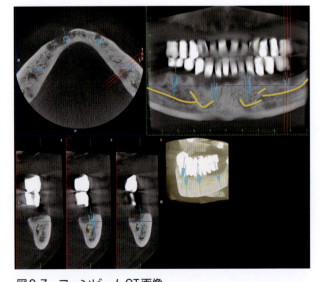
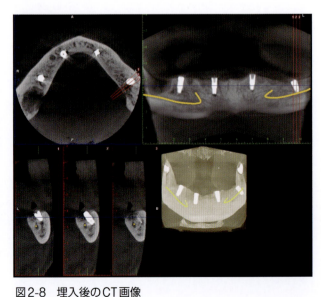

図2-7　コーンビームCT画像
臼歯部は顎骨の吸収があり、直径4.4mm、長さ8mmの短いインプラントで支持となることを期待した。

図2-8　埋入後のCT画像
CTによる三次元画像診断は、安全にインプラント手術を行うためには必須である。

第1章　インプラントパーシャルデンチャー（IARPD）とは

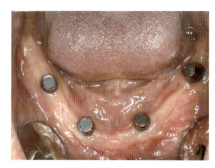

図2-9　内冠型カスタムアタッチメント
技工にてカスタムアタッチメントを製作した。スクリューカバー部にはマグネットのキーパーを設置できるようにした。

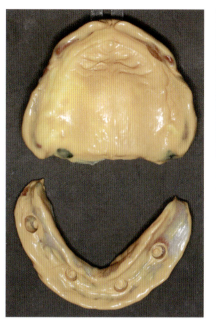

図2-10　印象採得
総義歯における維持の主体は辺縁封鎖である。一方IODではインプラントに維持を求めることができるため、辺縁封鎖は必要最小限で済む。オーバーアクションにて閉口機能印象を行うと、印象辺縁は薄くコンパクトになる。

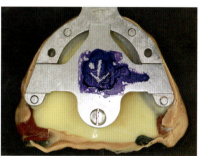

図2-11　ゴシックアーチ描記法
義歯製作において、咬合採得は最も重要なステップである。ゴシックアーチ描記法にて水平的な下顎位を求めた。

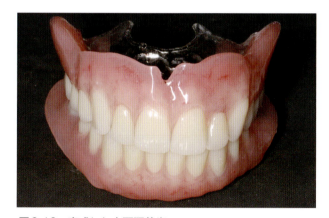

図2-12　完成した上下顎義歯
上顎は総義歯、下顎は4本のインプラントを埋入したIODとした。

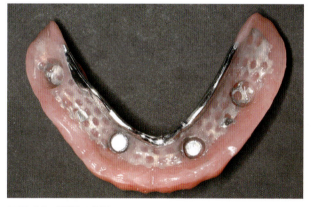

図2-13　下顎のIOD
前歯部にはマグネットを装着し、維持力を期待した。臼歯部はマグネットを装着していないが、十分支持として作用している。義歯床はレトロモラーパッドを覆わず、舌側は顎舌骨筋線を越えることも、頬側は外斜線を越えることもない。抜歯により失われた軟組織の形態回復のみで十分である。

症例 3　遊離端義歯装着者の臼歯部に1本インプラントを埋入し、IARPDを製作した症例〈インプラントの役割は支持〉

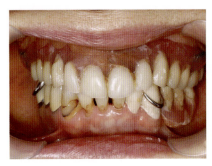

図3-1　初診時口腔内
71歳　女性。上顎は無歯顎、下顎は片側遊離端欠損。左側欠損部顎堤の疼痛および上顎総義歯が外れやすいことを主訴に来院。

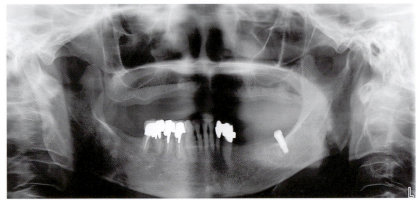

図3-2　インプラント埋入後のパノラマエックス線画像
遊離端義歯の沈下防止のため、欠損遠心部に1本インプラントを埋入した。インプラントには支持のみを期待し、直径は大きく、長さは短いタイプを埋入した。

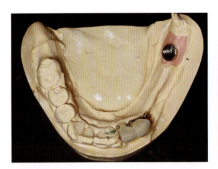

図3-3　内冠型アタッチメント
内冠型のコーピングをカスタムで製作した。清掃しやすいよう高さを持ったコーピングとした。残存歯は連結し、歯冠外アタッチメントを設置した。

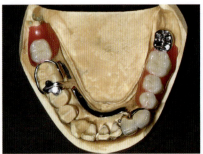

図3-4　IARPDの設計
内冠型アタッチメントの上部義歯は歯冠形態の外冠がレストとして収まるようにした。それにより遊離端欠損を中間欠損化することができる。

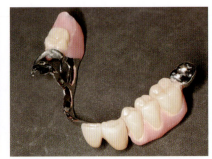

図3-5　鉤歯の補綴装置とIARPD
前歯部にクラスプがかかることを敬遠したため、|2、|3を連結冠にし、その遠心に歯冠外アタッチメントを設置した。

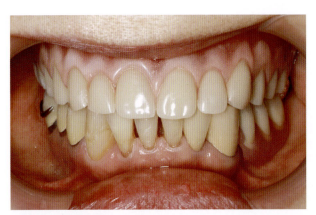

図3-6　上顎総義歯、下顎IARPD
上顎総義歯の維持力低下に関しては、下顎の両側大臼歯部での奥噛み習慣が定着するように、遊離端欠損の遠心側に1本インプラントを埋入することで、臼歯部の咬合支持を増強した。

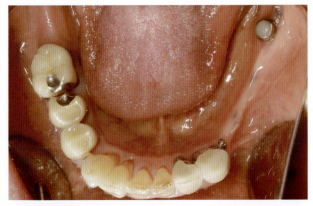

図3-7　下顎咬合面観（義歯なし）
遊離端欠損の遠心側に1本埋入したインプラントは主に義歯の支持に役立つ。アタッチメントには維持力を持たせていない。

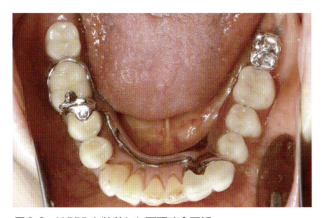

図3-8　IARPDを装着した下顎咬合面観
遊離端欠損を中間欠損化することで、義歯床もコンパクトになる。遠心のアタッチメントは外冠が支持として働き、周囲を義歯床が覆わず開放型にすることで自浄性も高まる。

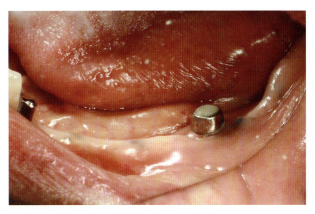

図3-9　高さのある内冠型アタッチメント
高さの低い根面板は歯ブラシを当てにくい。コーピングも1.5mm以上の高さを与えることで、プラークコントロールは良好となる。

3　義歯床の役割の違い

義歯床の役割の一つに、抜歯により失われた硬組織、軟組織の形態の回復がある。つまり顎堤の吸収が少ない症例では義歯床辺縁は薄くなり、顎堤吸収が進むと厚くなる。しかし義歯床辺縁の形態はそう単純ではない。総義歯では維持安定のため、コルベン状に辺縁を厚く丸くして周囲粘膜が絡むようにしたり、顎舌骨筋線下やレトロモラーパッドの上に義歯床を延ばしたりする。これは辺縁封鎖の増強のため、われわれ歯科医師が便宜的に付与している形態である[4]。

著者はこれまでに書籍[4]や論文[5]で、総義歯、パーシャルデンチャー、IODでの義歯床縁形態の違いについて私見を論じた。パーシャルデンチャーやIODにおいて、義歯床縁形態は総義歯に準ずることが原則ではある。しかし全く同じ形態ではなく、欠損に応じ辺縁封鎖の必要性が異なり、結果として義歯床縁形態は総義歯とは異なる工夫が必要になる。

例をあげると、パーシャルデンチャーにおいて、症例4のように多数歯欠損症例では残存歯に維持が求めにくく、義歯床は総義歯と同等の形態となる。それにより欠損部分での辺縁封鎖を増強する。反面、症例5のような中間欠損の症例では、必要最小限の辺縁封鎖で済む。義歯床の形態は失われた軟組織の形態回復のみで十分であり、コルベン状に床縁を厚くする必要も、顎舌骨筋線下に床縁を伸ばすこともない。極論を言えば、中間1歯欠損のいわゆる一本義歯では、顎舌骨筋線下に床縁を延ばす意義は全くない。

無歯顎患者でのIODの義歯床縁形態においても、全く同様な考え方が通用する。総義歯の維持の主体は辺縁封鎖である。一方、前述した症例1の無歯顎患者における2-IODにおいては、維持の主体がインプラントに変化する。そのため義歯床縁に求められる辺縁封鎖の役割は減少する。下顎2-IODにおいては、遊離端義歯と同程度の辺縁封鎖は必要になり、義歯床はレトロモラーパッドを覆い、顎舌骨筋線下に延長するが、総義歯よりもシャープな床縁でも維持は十分となる（図4）。

一方、前述した症例2の無歯顎患者に臼歯部を

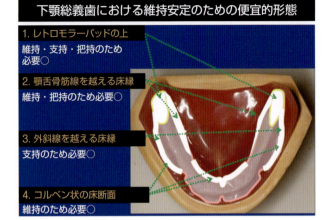

図4a
総義歯においては、抜歯により失われた軟組織の形態回復の他に、上記の4つの便宜的な形態が必要。

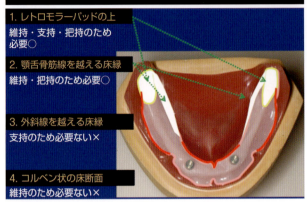

図4b
2-IODにおいては、インプラントが維持の役割を担うため、便宜的形態は上記2つのみとなる。

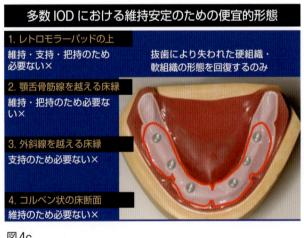

図4c
多数インプラントで支持するIODでは、維持・支持・把持をインプラントが担うため、純粋に抜歯により失われた軟組織形態の回復のみとなり、便宜的形態は必要ない。

図4a〜c　義歯床の役割
義歯床の役割は抜歯により失われた軟組織の形態回復にある。しかし総義歯においてはそれだけでは維持安定は難しく、義歯床をレトロモラーパッドの上や、顎舌骨筋線下に延ばすことなど主に4つのポイントで辺縁封鎖を増強している。一方、IODでは維持の主体はインプラントに移るため、必要最小限の辺縁封鎖で十分となり、便宜的に延ばした4つのポイントの役割は減少する。
文献4)より転載

含む4本のインプラントを埋入したIODでは、義歯床縁形態はさらに異なる。2-IODよりもさらに義歯の挙動は少なくなり、辺縁封鎖の役割はわずかとなる。つまり義歯床は失われた軟組織の形態回復のみとなり、中間欠損のパーシャルデンチャーとほぼ同程度の義歯床縁形態となる。つまり辺縁封鎖のために義歯床縁を厚くすることや、顎舌骨筋線下やレトロモラーパッドの上に義歯床を延長する必要性はなくなる。

　本書で提示するIARPDにおいても、辺縁封鎖の必要性に応じ、床縁形態は工夫する必要性が出てくる。遊離端義歯の欠損後方部にインプラントを埋入し、中間欠損化するIARPDでは、義歯床縁形態は中間欠損の義歯と同様に必要最小限のコンパクトな義歯床縁形態となる（症例3）。

| 症例 4 | パーシャルデンチャーにおける義歯床縁の特徴――多数歯欠損症例 |

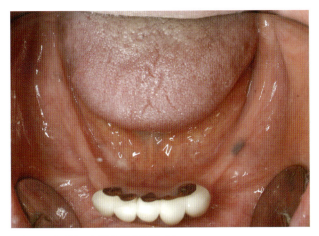

図5-1 下顎の多数歯遊離端欠損
前歯部にクラスプをかけても弱い維持力しか期待できないため、欠損部の義歯床にも辺縁封鎖を期待した。

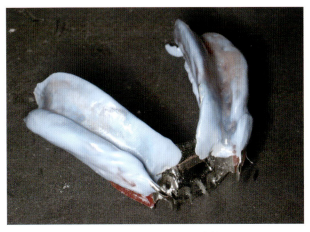

図5-2 オルタードキャスト法にて印象採得
舌側は顎舌骨筋線下まで床縁を延ばし、頬側はコルベン状の形態で辺縁封鎖を増強した。

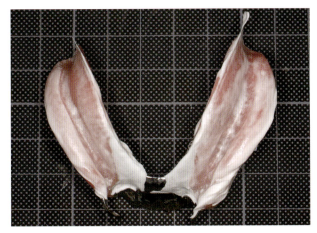

図5-3 完成義歯の適合試験
前歯部のクラスプでは強い維持力を得にくい。義歯床の辺縁封鎖を十分に得ることで、前歯部の不足分を補うことができた。このように残存歯での維持が期待しにくい症例での義歯床縁は、総義歯に近い形態となる。

| 症例 5 | パーシャルデンチャーにおける義歯床縁の特徴——中間欠損症例 |

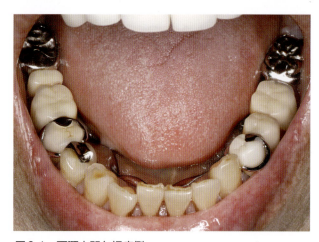

図6-1　下顎中間欠損症例
中間欠損症例では、残存歯にクラスプなどをかけることで、十分な維持力を求めることができる。

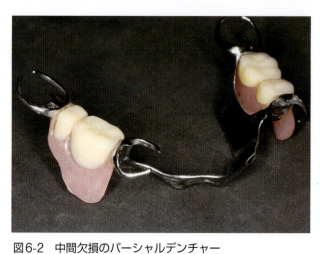

図6-2　中間欠損のパーシャルデンチャー
義歯床は最小限の辺縁封鎖で済み、必要以上に床縁の延長や厚みは必要ない。舌側は顎舌骨筋線より下に延長する必要ななく、総義歯とは異なる床縁形態となる。

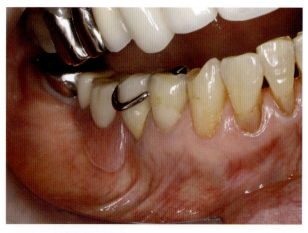

図6-3　床縁形態の特徴
義歯床は抜歯により失われた軟組織の形態回復のみで十分であり、頬側も外斜線を越えることや、過度にコルベン状に床縁を厚くする必要はない。周囲歯肉と移行的な形態となっていることがわかる。

参考文献

1) Feine JS etal. The McGill consensus statement on overdentures: Mandibular two-implant overdentures as first choice standard of care for edentulous patients. Int J Oral Maxillofac Implants. 2002 Jul-Aug 17 (4): 601-2
2) British Society for the Study of Prosthetic Dentistry: The York consensus statement on implant-supported overdentures. Eur J Prosthodont Restor Dent 17 (4):164-165, 2009.
3) Minds診療ガイドライン選定部会：Minds 診療ガイドライン作成の手引き2007. 医学書院, 東京, 2007.
4) 亀田行雄：これからの義歯治療とインプラントオーバーデンチャー. デンタルダイヤモンド社, 東京, 2012.
5) 亀田行雄：インプラントオーバーデンチャーによる機能回復－求められる床縁形態の検討－. 補綴臨床 2009.3.

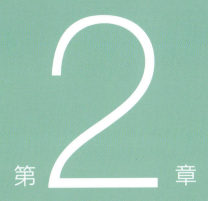

第2章

これまでの
パーシャルデンチャーを考える

Ⅰ　パーシャルデンチャーは歯を守るのか、壊すのか

Ⅱ　天然歯のオーバーデンチャーに起こりうる問題点とその対策

Ⅲ-1　インプラント支台のクラウンを鉤歯とすることの是非について

Ⅲ-2　インプラント支台のクラウンを鉤歯とするパーシャルデンチャーの1症例

Ⅳ　義歯床が残根周囲歯肉を被覆することの問題点

Ⅴ　パーシャルデンチャーにおける義歯床の大きさは総義歯と同じにすべきか

Ⅵ　コーピングの高さとハイジーンの関連 ―天然歯とインプラント―

第2章　I

パーシャルデンチャーは歯を守るのか、壊すのか

大藤 竜樹　Tatsuki OTO

　本稿の主題は、パーシャルデンチャー装着によって咬合力の一部を顎堤に負担させ、残存歯の咬合負担軽減を図るというメリットと、支台歯へのプラークの付着と支台歯にかかる側方応力が二次う蝕および歯周疾患の進行のリスクとなりえるというデメリット、この相反する因子をどうとらえるか、ということになろう。これについての議論は以前からなされており、パーシャルデンチャー装着患者の予後調査、義歯装着による支台歯の予後の評価など数多くの研究が行われてきた。それらの研究を検証し著者の考えをまとめてみたい。

1　支台歯の喪失原因

　1950〜70年ごろ、スカンジナビアではパーシャルデンチャーの臨床的観察が数多くなされた。Carlssonらはパーシャルデンチャーの予後調査で、装着2年後で支台歯の59％がう蝕に罹患し、同じ症例の4年後では93％にう蝕が認められたこと[1]、さらにパーシャルデンチャー装着1年後で支台歯の15％に動揺の増加が認められたことを報告した[2]。また、義歯装着4年後で23％、13年後で60％の患者がなんらかの理由で装着義歯の使用を中止していたことなどを報告している[3]。一連の研究ではパーシャルデンチャーは口腔にとって有害なものとして位置づけられており、可能であればパーシャルデンチャーの装着を回避する方が望ましいという極論さえあった[4]。日本においても、パーシャルデンチャー装着5年で60％の患者が何らかの理由で使用を中止しているという報告[5]がなされている。これらの研究者の間では臨床的に、パーシャルデンチャーは総義歯への移行義歯であるという認識があったことがうかがえる。すなわち、咬合機能の回復、審美改善の一方で、残存歯喪失の原因となる因子の方が大きいと考えられていた。

　その一方で、1966年にRuddらは歯周疾患患者において、適正なガイドプレーンを付与することで支台歯の動揺の進行を防止あるいは改善したと報告した[6]。その後もDerryら、Bergmanらは、パーシャルデンチャー装着患者の臨床観察で、支台歯の動揺およびgingival indexの悪化が認められなかったことから、義歯装着後の歯周組織の破壊がなかったと報告している[7,8]。日本においても五十嵐は遊離端義歯60症例において8年の観察を行い、支台歯の73％は動揺度に変化はなく、プロービングデプスの変化もなく、長期に安定した術後経過が得られたことを報告した[9]。

　このように前述の臨床報告と違って良好な結果を得ることができたのは何によるものであろうか。それを考察するためにパーシャルデンチャー支台歯の喪失に至った原因を考えてみると、Lundqvistはパーシャルデンチャーの予後に関する疫学調査から、歯の喪失に関連する要因としてう蝕、歯周病とは別に補綴装置による影響を挙げ、その寄与が大きかったと報告している[10]。また、虫本らは抜去に至ったパーシャルデンチャー支台歯のうち、生活歯であったものはペリオ要因の関連が強く、失活歯であったものは咬合や補綴要因である力の関連が強かったと報告している[11]。これらのことから、パーシャルデンチャー装着に至った際の喪失原因が改善されなければ、維持装置を介して伝わる力学的負担とプラークの影響で支台歯の寿命が短くなるのは避けられないだろう。

つまり、近年のパーシャルデンチャーが良好な予後を得られるようになったのは、義歯装着前の残存歯に対する歯周治療をはじめとする口腔ケアが確立してきたことが考えられる。口腔衛生指導を受け、適切な歯周治療が行われ、さらに定期的なリコールが実施されていれば、残存歯と周囲組織は細菌学的な侵襲を可及的に避けることができる。前田らは、義歯装着により支台歯のプラークは増大するが、ブラッシング指導によりプラークスコアは著しく減少したことを報告している[12]。

2 パーシャルデンチャー設計の原則

そしてもうひとつは、パーシャルデンチャーの基本設計が示されたことである。生体をシミュレーションしたモデルによってさまざまな研究がなされ、いわゆるrigid supportの理論が確立した。一連の研究をまとめて、Beckerらはパーシャルデンチャーの設計の基本原則として以下の6つを挙げている[13]。

**Beckerらによる
パーシャルデンチャーの設計基本原則**

1）強固な大連結子
2）力を分散させるレスト配置
3）遊離端義歯には近心レストが有効である。
4）ガイドプレーンは義歯を維持、安定させるのに有効である。
5）遊離端義歯の直接支台装置はIバーを用いたRPIクラスプがよい。
6）オルタードキャストは遊離端義歯の固定に役立つ。

かつては支台歯と顎堤粘膜の被圧変位量の差を緩圧装置によって解決しようとするnon rigid supportの考え方があったが、一連の研究によるとそれは有効でないと考えられる。

rigid supportの理論とは、支台歯と義歯を強固に連結することで支台歯に強い支持を求めるとともに粘膜支持も最大限に利用するというもので、これによって有床部の動揺は支台歯が抑制し、支台歯の動揺は加圧印象された床内面が抑制することとなる。すなわち、適切なマウスプレパレーションがなされ、適切な維持装置で構成されたパーシャルデンチャーは義歯の動揺が最小限に抑制され、咬合力負担は支台歯と顎堤粘膜に均等に分散される[14]。これらのことから、パーシャルデンチャーは歯を守るのか、壊すのかという論争は、「パーシャルデンチャーは歯を守る装置となりえる」ということで結論付けられるだろう。

3 欠損歯列の病態評価、治療の難易度を知る

しかしながら多数歯にわたる遊離端欠損やすれ違い咬合など、欠損の範囲が大きく残存歯での咬合支持が少ない症例において、残存歯の位置や咬合力の強さによっては義歯の沈み込みを完全には制御できないこともあるだろう。宮地らは欠損歯列の病態レベルを評価するのに、残存歯数と咬合支持数を指標に、いわゆる宮地の咬合三角（**図1**）を用いている。

これは縦軸に咬合支持数を取り、横軸に残存歯数を取った散布図であるが、残存歯を喪失し咬合支持が少なくなると徐々に右下方に移動していくこととなる。この散布図の中で、咬合支持数が4以下となる第Ⅲ、第Ⅳのエリアに入ると、欠損歯列では難症例になりやすいといわれている[15]。

図2に示したような症例では、支台歯と義歯をより強固に連結させ、沈み込みの少ない補綴設計が必要となる。その際に、残存歯に対しフルクラウンによる連結での一次固定が必要であれば歯質

の切削は避けられず、時には便宜抜髄が必要となることもある。そうなると治療の難易度が高くなるばかりではなく、侵襲が非常に大きくなってしまう。また、連結固定された支台歯に歯根破折、根尖病変や歯周ポケットの再発等のトラブルが起きてしまった場合、広範囲な再治療が必要になるだろう。もしそうなった場合、術者患者ともにかなり大きなストレスとなる。そのようなトラブルを避けるために予後の不確定な歯を抜歯すると、欠損の範囲は広がり症例の難易度はあがってしまう。遊離端義歯を歯を守る装置として機能させるには、このような難しい一面もあるであろう。

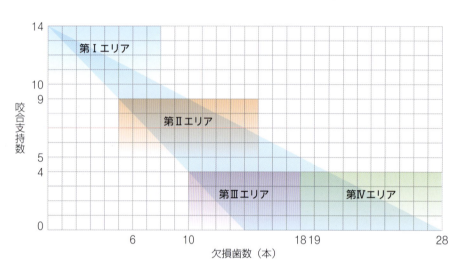

図1　宮地の咬合三角
- 第Ⅰエリア　少数歯欠損　安定群
- 第Ⅱエリア　多数歯欠損（咬合支持6カ所。5カ所はリスクエリア）
- 第Ⅲエリア　多数歯欠損（すれ違い難症例を含む）
- 第Ⅳエリア　少数歯残存　準安定群
- 無歯顎

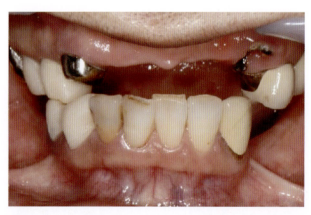

図2
残存歯数は12本（残根を除く）だが、咬合支持が 4⏌、⏌4 での1箇所しかない症例。このように受圧と加圧のバランスが悪くなるとパーシャルデンチャーの沈み込みを制御するのが困難なこともある。

4 インプラントにより遊離端欠損の中間欠損化を図った症例

そこで本書のタイトルでもあるIARPDだが、義歯床下にインプラントを応用することで遊離端欠損を中間欠損化することは、残存歯への侵襲を最小限に抑えつつかつ義歯の沈み込みを抑制することができる可能性がある。

現在、著者が取り組んでいる症例を供覧したい。症例の概要および初診時のパノラマエックス線画像、初期治療終了時の口腔内写真を以下に示す。

【症例の概要】
患者：64歳　女性
初診：2012年6月9日
主訴：右上が欠けて痛い
特記事項：特になし
歯科的既往歴：今まで痛くなった時やむし歯ができた時のみ歯科医院に行き、その都度治療をしていたが定期的な通院はしていない。前歯がかなり揺れてきて心配。

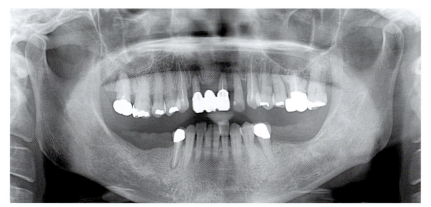

図3　初診時パノラマエックス線画像
上顎前歯部の支持骨の喪失が顕著である。
上顎前歯部と4| が抜歯になると、臼歯部咬合支持が左側小臼歯のみとなる。
いずれ、すれ違い咬合へ移行する心配がある。

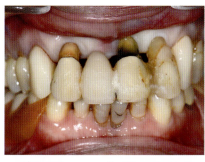 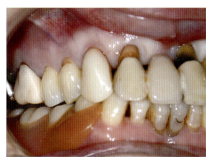 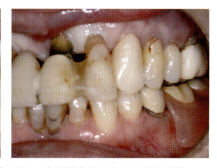

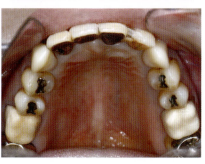 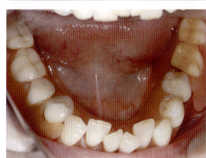

図4　歯周基本治療中の口腔内写真
下顎ノンクラスプ義歯には、レストが設定されていなかった。まずはプラークコントロールを徹底して行うよう指導を行った。

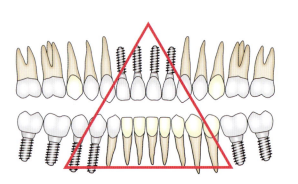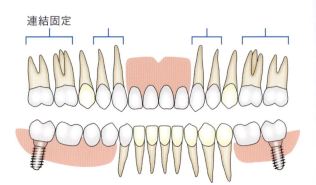

図5　左：治療計画1　右：治療計画2

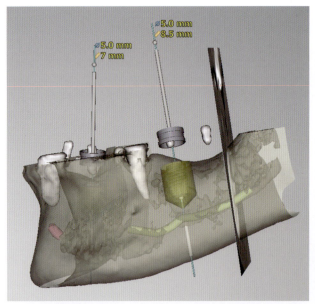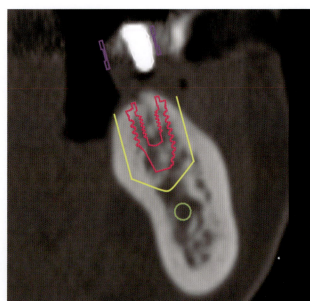
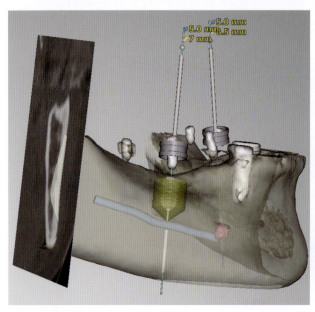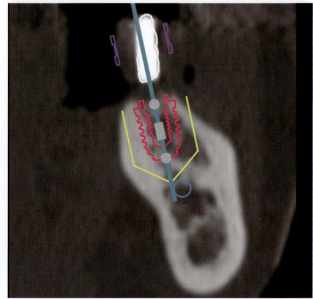

図6　埋入シミュレーション
左右ともに垂直的な骨量が十分ではなく、ショートインプラントを選択することとなった。

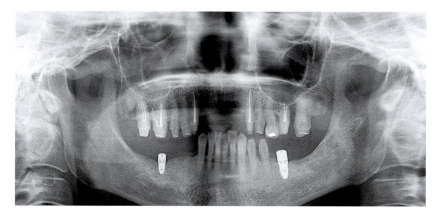

図7
インプラント埋入後のパノラマエックス線画像

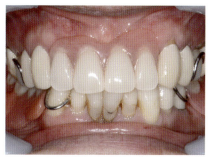
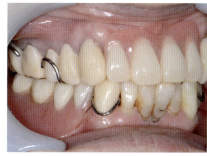
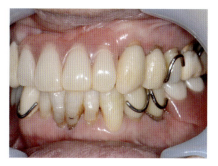

図8
現在のプロビジョナルレストレーションの状態。義歯の動きは少なくなり、患者はよく噛めるようになった。

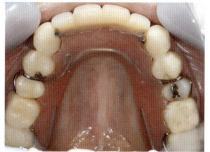
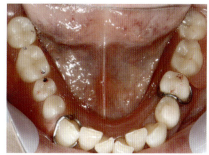

　まずは主訴部位である6」の根管治療と、歯周基本治療として口腔衛生指導を徹底的に行った。それと並行して上顎前歯部の抜歯および全顎の治療に関してコンサルテーションを行ったところ、受け入れてもらえた。

　最終補綴として、当初は2+2、7654|、|67の欠損（4|は根管治療中に歯根破折が確認されたため抜歯となった）のすべてをインプラントとクラウン形態の上部構造で補綴することを検討した（治療計画1）。しかし、下顎管までの距離が近接しており、上顎前歯部においては垂直的、水平的な骨欠損によりサブストラクチャー付きの上部構造かブロック骨移植が必要と診断し、下顎は両側遊離端義歯の床下に左右1本ずつインプラントを埋入し、アタッチメントを応用したIARPD、上顎はパーシャルデンチャーで欠損補綴を行うこととした（治療計画2）（図5）。

　このように咬合支持数が少なくすれ違い咬合に近い症例で、これ以上欠損の範囲を広げないためには臼歯での強固なバーチカルストップが不可欠である。そのため下顎の両側遊離端欠損に対し、可能であれば7|7相当部へのインプラント埋入を計画したが、下顎管までの距離および対合歯とのクリアランスの観点から6|6相当部へインプラントを埋入することとした（図6）。

　図7にインプラント埋入後のパノラマエックス

線画像を示す。

　フィクスチャーと周囲骨とのインテグレーションを待ち、ヒーリングアバットメントにテンポラリーデンチャーの床を接触させ咬合支持を強固にしたうえで、上顎にもプロビジョナルデンチャーおよびクラウンを装着した。

　このあとガイドの調整を行い、咬合の安定が得られたことを確認しファイナルへ移行する予定である。現在はまだプロビジョナルレストレーションの状態であるが、機会があれば経過を報告したい（図8）。

　このようにインプラントを用いて遊離端欠損を中間欠損化するという新たな設計は、これからの有床義歯治療をよりシンプルにし、さらに確実な予後を期待できる治療法ではないかと考えられる。

参考文献

1) Carlsson GE, Hedegard B and Koivumaa KK: Syudies in partial dental prosthesis Ⅲ. A longitudinal study of mandibular partial dentures with double extension saddles. Acta odont scand 20: 95-119, 1962.
2) Carlsson GE, Hedegard B and Koivumaa KK: Studies in partial dental prosthesis Ⅳ. Late results of treatment with partial dentures. J oral rehabil 3: 267-272, 1976.
3) Carlsson GE, Hedegard B and Koivumaa KK: Studies in partial dental prothesis Ⅱ. An investigation of mandibular partial dentures with double extension saddles. Acta odont scand 23: 215-237, 1961.
4) Waerhaug J: Periodontology and partial prosthesis. Int Dent J 18: 101-107, 1968.
5) 雨森　洋，奥野正高，郡司和彦：部分床義歯の予後に関する研究（Ⅱ）第2報 部分床義歯の使用状況について．補綴誌 12: 155-177, 1968.
6) Rudd KD, O'leary T: Stabilizing partially weaked teeth by using guideplane removablepartial denture, a preliminary report. J Proth Dent 16: 721-726, 1966.
7) Derry A, Ulrik B: A clinical survey of removable partial denture after two years usage. Acta Odontol Scand 28: 581-598, 1970.
8) Bergman B, Hugoson A, Olsson C: Periodontal and prosthetic considerations in patient treated with removable partial dentures and artificial crowns, a longitudinal two-yearsstudy. Acta Odontol Scand 29: 621-638, 1971.
9) 五十嵐順正：支台歯に強く支持を求めた遊離端義歯　第3報　義歯装着後の経過観察．補綴誌 28: 154-166, 1984.
10) Lundquvist C: Tooth mortality in Sweden, A statistical survey of tooth loss in the swedish population. Acta Odontol Scand 25: 289-322, 1967.
11) 虫本栄子，田中久敏：主成分分析による局部床義歯支台歯喪失の危険因子について．補綴誌 38: 611-620, 1994.
12) Maeda T, Kroone H, Stoltze K et al: Concatenation of variation in plaque formation with variations in crevicular temperature. J Oral Rehabil 7: 199-203, 1980.
13) Becker CM, Kaiser DA, Goldfogel MH: Evolution of removable partial denture design. J Prosthodontics 3: 158-166, 1994.
14) 井上　宏：維持装置（クラスプ）の選択基準．補綴誌 43: 399-405, 1999.
15) 宮地建夫：欠損歯列への臨床的取り組み．補綴誌 49: 199-210, 2005.

第 2 章　これまでのパーシャルデンチャーを考える

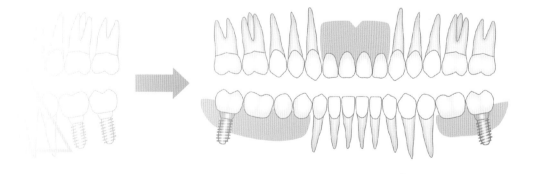

第2章 II

天然歯のオーバーデンチャーに起こりうる問題点とその対策

長濱　優　Yu NAGAHAMA

オーバーデンチャーは
① 歯冠／歯根比を大幅に改善できる
② 咬合平面の平坦化をはかることができる
などの利点から、主として少数残存歯症例に適用されてきた。これらの効果は確実に実現され、歯冠が失われたという心理的デメリットを除いては、おおむね患者の満足が得られている。しかし、歯冠を切断してオーバーデンチャーを選択するということは、事実上不可逆的な処置であり、起こりうる問題点を確実に把握し、それらに対する解決策があるのかどうか、そして総合的に利点が欠点を上回るかどうかを慎重に判断して決定しなければならない。

臨床で天然歯のオーバーデンチャーによくみられる問題点は次のようなものである。
①根面板（固定部）の脱落
②義歯の破折
③支台歯の清掃性の低下によるカリエスリスク
④オーバーデンチャーに対する術者の低い認識
⑤支台歯の予後の推測が困難

オーバーデンチャーの適応症を確立し、可能な限り残存歯を長持ちさせるためにはこれらはいずれも重要な要素である。

そこで本稿では、それぞれの問題点について考察していく。

1　根面板（固定部）の脱落の問題

1972〜1975年に真鍋ら[1]が行ったアタッチメント義歯の経過観察によると、オーバーデンチャー症例における根面板の脱落は、22義歯中7義歯（32%）にみられた。1つの義歯には平均3歯の残存歯があったので、歯数にしてみると、ほぼ10歯に1歯は根面板が脱落したということになる。義歯の装着期間は、最長でも3年5カ月であった。

この結果から考えると、過去のオーバーデンチャーにおける根面板の脱落率は、相当大きかったということができる。その理由としては次のようなことが考えられる。
①当時は接着性のないリン酸亜鉛セメントしか利用できなかった
②ポストを保持力の主体とする修復物は本質的に不安定である
③当時の歯根アタッチメントは、金属同士の接触による機械的維持力に依存していた

根本的な原因は、根面板に義歯を介した強い咬合力が加わることである。しかし根面板の脱落を最小限にするためには、装着時に接着性セメントの使用が推奨される。

2　義歯の破折の問題

オーバーデンチャーでは、残存歯の存在する部位に相当して義歯の断面積が小さくなる。また、この部分にはアタッチメントの可撤部が埋入されるため、レジンの断面積はさらに小さくなる。加えて、歯と顎堤粘膜の被圧変位量の違いにより残存歯部を支点とした義歯の動きが起こりやすくなり、その結果、この部位で義歯の破折が生じる。

このような義歯の破折に対しては金属補強により改善がはかられている。

長田ら[2]は2006年に、以下のような義歯の補強についての報告を行っている。

オーバーデンチャーは、支台歯を支点とした義歯の破折、人工歯の脱落を生じやすい。そこで、人工歯の種類、補強線の有無とその種類、設置部位およびフレームワーク設計の相違による破折強度、剛性を比較検討した。その結果、レジン床義歯では幅、厚みのある補強線を咬合面側に埋入し、金属床義歯では金属構造フレームワークの設計を行うことで強度向上がみられ、義歯の長期使用を可能にすることが示唆された。

このことからIARPDの設計では、義歯のデザインはメタルフレームによる補強が必要となる。

3　支台歯の清掃性の低下によるカリエスリスクの問題

オーバーデンチャーの支台歯は、清掃性が低下し、カリエスリスクが高くなる。これに関しては徹底したセルフケアーと歯科衛生士によるプロフェッショナルケアーが必須となる。

2003年にLiang Hongら[3]は、オーバーデンチャーの支台歯への局所的フッ素塗布によるカリエスの脱灰予防に関する研究を報告している。

コントロール群に比べフッ素バーニッシュとフッ素ジェル使用グループは有意に脱灰深度が浅かった。再石灰化層の幅はコントロール群に比べてフッ素バーニッシュグループでは52％大きかった。そして、毎日フッ素ジェルを使用したグループでは117％とさらに大きかった。このような結果から、オーバーデンチャーの支台歯における治療法はフッ素ジェルの使用が最も有効であることが示唆された。

また1997年にRonald L. Ettingerら[4]は*in vitro*の実験でオーバーデンチャーのアバットメントにおける局所フッ化物の優位性を報告している。なかでもNaFが最も効果的であることを示した。

このようにフッ素塗布による支台歯のカリエス予防はきわめて効果的であり、天然歯のオーバーデンチャーのメインテナンスにおいて必要な方法のひとつといえよう。

反面、インプラントへのフッ化物の応用は腐食の問題があり、推奨されない。IARPDにおけるメインテナンス時のフッ化物使用に関しては、第5章を参照されたい。

4　オーバーデンチャーに対する術者の低い認識の問題

1. 残存歯の長期保存と義歯の安定について

歯冠／歯根比の改善や咬合平面の平坦化は、数少なくなった残存歯に最大限の延命をはかることができる反面、単なる便利な義歯としてとらえられる危険を内包している。たとえば、移行義歯では残存歯をできる限り長持ちさせるという目的よりも、総義歯への移行をスムーズにするという目的に重点が置かれる。残根は辺縁封鎖をさまたげることもあるが、適当な維持装置が設定できれば急いで抜歯する必要もないだろうという認識である。また、全身疾患のため抜歯禁忌症の場合も同様の考え方がなされる。

一方、一般的なパーシャルデンチャーの場合は、残存歯の長期保存はすべてに優先されるべき課題である。残存歯がかえって義歯の安定をさまたげることの多いすれ違い咬合でさえ、積極的に戦略的抜歯に踏みきってよいというコンセンサスは得られていない。残存様式によって難易度の違いはあるが、残存歯の長期保存と義歯の安定をどのように両立させるかということが、パーシャルデンチャーを設計する際に第一に考えなけばならない原則である。

オーバーデンチャーにおいても、残存歯をできる限り長持ちさせるために、あえて歯冠を切断し根面に支持を求めるという設計方針が明確になっていなければならない。

2. オーバーデンチャーの選択基準

オーバーデンチャーを選択する場合の基準として、宮地[5]の定義した咬合支持数が参考になる（P.30参照）。

咬合三角の考え方に基づいて、オーバーデンチャーを選択する理由と設計方針を整理してみると
　①咬合支持数が4以下になった症例では、歯冠を残しておいたのでは咬合負担に耐えられない。
　②歯冠／歯根比を改善することにより、最大限の延命をはかる。
　③同時に咬合平面を整理し、機能時の有害な側方力を極力排除する。
　④オーバーデンチャーのマイナス要因に対しては、それぞれに適切な対策をほどこす。

すなわち、オーバーデンチャーを選択したのは、残存歯の負担能力を考慮した結果であり、それに伴う清掃性の低下や破損の問題に対してはあらかじめ十分に把握して対策をほどこしておかなければならないということである。

5　支台歯の予後の推測が困難

オーバーデンチャーは、残存歯の機能力負担に関しては、最も有利な設計の義歯である。特に、磁性アタッチメント等を使用すれば、側方力は適度に緩衝されるため、支台歯の負担を小さくする設計にすることが可能である。それにもかかわらず、臨床において一部の支台歯が過重負担により動揺度が増す症例に遭遇することがある。比較的短期間に起こる場合もあるし、長期間経過後に観察される場合もあり、支台歯の負担能力を推測することは難しい。特に短期間で負担過重による喪失が予想される支台歯は、前述したような長期保存のための配慮はあまり意味をなさない。最初から移行義歯としてのオーバーデンチャーと位置づけておいたほうが賢明である。義歯の構成要素の脱落や破損、そして残存歯のプラークコントロールが解決されつつある現在、力のコントロールは残された重要な課題である。また、ほぼ妥当と思われる力であっても、支台歯がそれに耐えられる歯周組織を保持しているかどうかによって、オーバーデンチャーの経過には大きな違いがでてくる。

インプラントを支台としたオーバーデンチャーは、適切な位置に・必要な本数・直径・長さのインプラントを配置することができる。その点では、天然歯よりも支台歯の予後の推測はしやすい。支台歯の予後を推測する際、以下の点も注目すべきである。

1. 義歯を外したときの咬合接触

義歯を外したときに、根面板と対合歯の間に咬合接触が起こると、支台歯はきわめて大きな負担を受けることになる。コーヌステレスコープのような高さのある内冠が残されているときに問題になることが多いが、オーバーデンチャーでもこのような現象が起こることがある。対合歯との位置関係により最も先に接触する歯に負担が集中するため、その歯から失われていく場合がほとんどである。

特にブラキシズムがある患者では、夜間就寝時の義歯装着やナイトガードの使用が必要となる。このことは天然歯のみならず、インプラントが支台となった場合でも同様の配慮が必要である。

2. 固有咬合力と負担能力

パーシャルデンチャーにおいて、支台歯がダメージを受けていく過程には、患者固有の咬合力と、支台歯の歯周組織の状態が関係している。支台歯の支持能力に余裕があっても、ブラキサーのように固有咬合力が大きければ比較的早期に支台歯が失われていく傾向がある。しかし、オーバーデンチャーの場合にはこのような現象はあまりみられないこともある。その場合は義歯の人工歯の咬耗や破損という形で現れることが多い。補強構造を適用しても義歯の破損がみられることがあり、維持装置の磨耗がみられることもある。このようにオーバーデンチャーにおいては、歯冠／歯根比の大幅な改善効果が支台歯には確実に有利となっている。しかし、支台歯の負担能力がどの程度であれば、長期保存に耐えるのかという疑問に対しては、まだ明確な答えは出ていない。特にオーバーデンチャーは負担能力の小さくなった歯に適用

されることが多いため、支台歯の歯周組織の状態はよく観察すべきポイントである。

参考文献

1) 真鍋 顕ほか：アタッチメント義歯の予後に関する臨床的研究―支台歯の歯周組織に生じた変化について. 補綴誌 20: 156-172, 1976.
2) 長田知子ほか：オーバーデンチャー支台歯上の補強法に関する研究. J Jpn Prosthodont Soc 50: 191-199, 2006.
3) Liang Hong et al: In vitro evaluation of fluoride varnish on overdenture abutments. J Prosthet Dent 89: 28-36, 2003.
4) Ettinger RL et al: In vitro evaluation of topical fluorides for overdenture abutments. J Prosthet Dent 78: 309-314, 1997.
5) 宮地建夫: 欠損歯列への臨床的取り組み. 補綴誌 49: 199-210, 2005.

第2章 III-1

インプラント支台のクラウンを鉤歯とすることの是非について

栃内 秀啓　Hidehiro TOCHINAI

　インプラントを支台として、これにパーシャルデンチャーのクラスプをかけるということはインプラントに対し、咬合力以外のさらなる力学的因子を加えるということである。そして、それはオーバーロードという新たなリスクを付加することでもある。実際、インプラントに対する力学的研究はこれまでにも種々なされ、長期経過に伴う偶発症の報告もされてきた。そこで本稿では、これらの研究、報告を力学的観点から検討してみたい。

1　歯科材料の破折

　インプラント治療後の長期経過に伴い、さまざまな機械的偶発症が報告されてきた。
　たとえば、Goodacreら[1]はスクリューの破折、インプラント体の破折、前装材の破折などを機械的偶発症として報告している。また、Espositoら[2]は咬合に起因するオーバーロードをインプラント偶発症の病的因子としてあげている。
　インプラントのトラブルは、初め補綴の破折やスクリューの緩みによる補綴装置の動揺などのマイナーなトラブルとして出現するが、オーバーロードの状態が続くと、メタルフレームの破折やアバットメントスクリューの破折に至り、その後フィクスチャー周囲の骨吸収やフィクスチャーの破折が生じ、インプラントの抜去を余儀なくされる、という経過をたどる。Binonら[3]によると、インプラントコンポーネントに対してオーバーロードが加わると、コンポーネント間の微小動揺やスクリューの戻りが惹起され、結果としてスクリューの緩みを発生させることを確認している。
　関谷ら[4]はインプラント補綴用スクリューの最大荷重は236±10Nであり、金属の破折強度の1/2が疲労限であることから、補綴用スクリューの破折や緩みが生じやすい値も最大荷重値の1/2であると考えられ、最低で約113Nとしている（図1）。

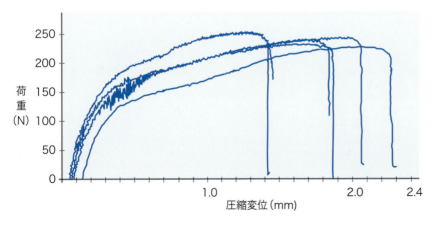

図1
測定された補綴用のスクリューの最大耐荷重値
（関谷ら 4) より改変引用）

金属部材に疲労強度以上の荷重が繰り返し負荷されると、金属が破折する。このことを金属疲労というが、金属の疲労破壊過程は通常、亀裂の発生と進展過程に分けられる。疲労亀裂の生成過程が明らかになってきたのは、透過型（TEM）あるいは走査型電子顕微鏡（SEM）の発達によるところが大きい。繰返し応力が作用すると、その表面に剪断応力成分によって結晶の特定の面に沿ってわずかに非可逆的なすべりが集中的に発生する。形成されたすべり帯が応力の繰返しとともに発達し、繰返し負荷の場合には局部的に入り込み（Intrusion）や突き出し（Extrusion）と呼ばれる微視的凹凸（数十ナノオーダー）ができ、それが成長してついには結晶粒単位の亀裂となる。

　繰返しすべりによって発生した亀裂は、結晶粒界が抵抗となって停留することがあり、これが疲労強度に関係する。材料の組織や固溶強化などの強化機構、すなわち材質が大きく影響するのはほぼこの段階までである。応力が高い場合や多数回の繰り返しによって亀裂は粒界を突破し、内部方向に材料組織に依存した方向性を示しながら進展するが、徐々に方向を変えて引張り応力に垂直な方向へ安定した亀裂進展をするようになる。

　歯科材料において疲労試験は、一般的に静的荷重を負荷する装置を使用した試験方法で評価される[5]。しかしながら、口腔内の咬合状態はさまざまであり、ブラキシズムを有する患者の咬合力は正常者よりも4-7倍も大きくなると報告されている。また、インプラントは歯根膜を有している天然歯と比較すると、嵌合時により大きな衝撃荷重が発生するとされている[6,7]。

　塩田らによると、インプラント部の咬合力は第二小臼歯で平均26.1N、第一大臼歯で平均98.6N、第二大臼歯では90.0Nであった[8]。

　数値上は金属の疲労限は超えていないこととなるが、カンチレバーなどの形態的因子にブラキシズムなどの患者固有の因子が加わることで、フレームワークの破折やインプラント体の破折が生じやすいことが報告されている[8]。このことからも、患者的因子によって疲労限を超え破折が起こるものと考えられる。

2　インプラント周囲組織への力学的影響

　また、破折以外にも起こりうる問題の1つにインプラント周囲炎がある。

　インプラント周囲炎を引き起こすと言われている要因としては、プラーク付着による細菌感染が主であるが、過重負担（オーバーロード）の関与も推測されている。このことについて力学的観点から検証してみたい。

　オーバーロードがインプラント周囲骨の吸収の原因の1つであるとする臨床的報告はAdellら[9]をはじめとし、多数見られる。これらの報告では、臨床での観察結果をもとに辺縁骨部への応力集中により同部での骨の吸収を生じるとしている。しかしLang[10]らは辺縁骨の吸収は感染などの生物学的合併症に関連したものであり、オーバーロードとインプラント周囲骨吸収の因果関係について十分なエビデンスはないと疑問視している。

　Quirynenら[11]は、オーバーロードにより骨吸収が生じ、ポケットが深化し、嫌気性の環境へと変化すると、そこに増殖した細菌による感染が生じて、辺縁骨の吸収を進行させる。そのため、あるインプラント周囲に生じた骨吸収がオーバーロードによるものか感染によるものかは鑑別しにくくなると推察している。

　Isidor[12]はサルの下顎骨にスクリュー型のチタン製インプラントを埋入し、十分にインテグレーションが得られたインプラントに対して、過高な上部構造を付与し、側方荷重を負荷したところ、荷重負荷開始から4.5 - 15.5カ月でインテグレーションの喪失が起こったと報告している。しかしながら人為的にプラークを付着させただけの場合には、インプラント周囲の頸部歯肉に炎症は起きるが、インプラントの脱落までには至らなかったと報告しており、オーバーロードがインテグレーション喪失に強く関与していることを示唆している。

Hoshawら[13]は、イヌを使ってインプラントへの負荷実験を行っている。20頭の犬の脛骨にインプラントを埋入し、1年間の治癒期間を経た後、最小10Nから最大300Nまでの軸方向への引張力を5日間にわたり、330N/sで500回繰り返し負荷したところ、負荷しないグループよりも歯槽頂部の骨が有意に吸収したと報告している。

　Miyataら[14]はサルの下顎骨にインプラントを埋入し、14週の治癒期間を待った後、過高な上部構造を付与し、4週にわたって咬合力を負荷している。180μm以上の過高な咬合を付与した場合には、インプラント周囲に骨吸収が見られたと報告している。しかし100μmの過高な咬合では骨吸収は認められなかったため[15]、インプラント周囲組織が傷害される閾値を180μmと推定している。

　Duyckら[16]はウサギの脛骨にインプラントを埋入し、6週間の治癒期間を待った後、14日間にわたって2種類の荷重を負荷し、周囲骨の反応を比較している。静的荷重では骨吸収は認められなかったが、動的荷重では骨吸収が認められたとして、荷重の負荷様式によって周囲骨の応答が異なることを示唆している。

　一方、オーバーロードと骨吸収に関連は見られないとする報告がある。

　Ogisoら[17]は、サルを使った実験で、インテグレーション獲得後に意図的に過高に作った上部構造を装着し、3カ月のオーバーロード負荷の後もインテグレーションが維持されていたとしている。

　また、Heitz-Mayfieldら[18]は6頭のラブラドール犬の下顎臼歯部にインプラントを埋入し、6カ月の治癒期間を経た後、少なくとも3mm過高な上部構造を装着し、8カ月の観察を行ったが、コントロール群と比べて、骨吸収に有意な差は認められなかったとしている。

　以上の報告の主な結果について表1のようにまとめた。インテグレーションが獲得された後の

表1　オーバーロードが生体に及ぼす影響についての動物実験結果

著者名(年)	実験動物	荷重負荷様式	骨吸収、インテグレーションの喪失	免荷期間	負荷期間	インプラントの種類
Isidor (1996)[12]	サル下顎	過高咬合、側方荷重	あり	6m	4〜15m	Astra
Hoshaw et al. (1994)[13]	イヌ脛骨	10-300N 330N/s.500 cycles.5day	あり	12m	6w、12w	Brånemark
Miyata et al. (2000)[14]	サル下顎	過高咬合： 180,250μm	あり	3.5m	4w	IMZ
Duyck et al. (2001)[16]	ラット脛骨	静的荷重：29.4N 動的荷重：14.7N 1Hz 2520cycles	あり（動的荷重） なし（静的荷重）	6w	2w	Brånemark
Miyata et al. (1998)[15]	サル上下顎	過高咬合	なし	4m	3m	HA
Miyata et al. (1998)[15]	サル下顎	過高咬合：100μm	なし	3.5m	4w	IMZ
Heitz−Mayfield et al. (2004)[18]	イヌ下顎	過高咬合	なし	6m	8m	ITI

オーバーロードの骨吸収への影響については、相反する研究結果が報告されており、十分に解明されているとは言えない。しかしながら、咬合が全く辺縁骨の吸収につながらないと断言できないことは明確であり、インプラントの長期安定のためにはオーバーロードを引き起こす可能性のあるリスクは回避すべきであると考える。

3 インプラント支台のクラウンを鉤歯とすることの考察

パーシャルデンチャーにおいて、特に深刻な状況を引き起こすのは鉤歯の喪失である。鉤歯を喪失すると欠損形態が変わってしまい、多くの症例で新しい義歯をより不利な条件下で再製作しなければならない。

インプラント支台のクラウンにクラスプをかけて支持、把持、維持を求め、さらなる力学的要因を加えることで、鉤歯となるインプラントがオーバーロードを起こし、破折のリスクを高めることとなる。

インプラントにクラスプをかけ、破折した場合のリスクや、患者の負担を考えても、インプラントにクラスプをかけてパーシャルデンチャーの支台歯として用いることは第一選択にはなりえず、上部構造を除去し床下に入れ、支持機構として用いることが第一選択になるのではないかと考える。

参考文献

1) Goodacre CJ, Kan JYK, Rungcharassaenget K: Clinicalcomplications of osseointegrated implants. J Prosthet Dent 81：537-552, 1999.
2) Esposito M, Hirsch J, Lekholm U: Differential diagnosisand treatment strategies for biologic complications and failing oral implants：A review of the literature. Int J Oral Maxillofac Implants 14：473-490, 1999.
3) Binon P, McHugh MJ: The effect of eliminating implant/abutment rotational misfit on screw joint stability. Int J Prosthodont 9：511-519, 1996.
4) 関谷弥千, 内田圭一郎, 佐藤裕二: 幾何学解析を用いたインプラント補綴用スクリューの最大荷重の妥当性について. 日口腔インプラント誌 24: 17-22, 2010.
5) ISO14801 Dentistry-Fatigue test for endosseous dental implants. 1-9, international Organization for Standard, Geneva, 2007.
6) Misch CE (前田芳信, 他訳): インプラント補綴. 320-65, 永末書店, 東京, 2007.
7) Tosun T, Karabuda C, Cuhadaroglu C: Evaluation of sleep bruxism by polysomnographic analysis in patients with dental implant. Int J Oral Maxillofac Implants 18：286-292, 2003.
8) 塩田 真, 大野真一: インプラント適応患者の咬合力測定. 口病誌 405-412, 1997.
9) Adell R, Lekholm U, Rockler B et al: 15-year study of osseointegrated implants in the treatment of edentulous jaw. Int J Oral Surg 10：387-416, 1981.
10) Lang NP, Wilson TG, Corbet EF: Biological complications with dental implants：their prevention, diagnosis and treatment. Clin Oral Implants Res 11 (Suppl)：146-155, 2000.
11) Quirynen M, Naert I, Steenberghe D: Fixture design and overload influence marginal bone loss and implant success in the Brånemark system. Clin Oral Implants Res 3: 104-11, 1992.
12) Isidor F: Loss of Osseointegration caused by occlusal load of oral implants. Clin Oral Implants Res 7：143-152, 1996.
13) Hoshaw SJ, Brunski JB, Cochran GVB: Mechanical loading of Branemark implants affects interfacial bone modeling and remodelling. Int J Oral Maxillofac Implants 9: 345-360, 1994.
14) Miyata T, Kobayashi Y, Araki H et al: The influence of controlled occlusal overload on peri-implant tissue. Part 3: A histologic study in monkeys. Int J Oral Maxillofac Implants 15：425-431, 2000.
15) Miyata T, Kobayashi Y, Araki H et al: The Influence of controlled overload on peri-implant tissue: A histologic study in monkeys. Int J Oral Maxillofac Implants 13: 677-683, 1998.
16) Duyck J, Ronold HJ, Oosterwyck HV et al: The influence of static and dynamic loading on marginal bone reactions around osseointegrated implants: an animal experimental study. Clin Oral Implants Res 12：207-218, 2001.
17) Ogiso M, Tabata T, Kuo PT et al: A histologic comparison of the fuctional loading capacity of an occlusal dense apatite implant and the natural dentition. J Prosthet Dent 71：581-588, 1994.
18) Heitz-Mayfield LJ, Schmid B, Weigel C et al: Does excessive occlusal load affect osseointegration—An experimental study in the dog. Clin Oral Implants Res 15: 259-268, 2004.

第2章 III-2

インプラント支台のクラウンを鉤歯とするパーシャルデンチャーの1症例

村上 智 Satoru MURAKAMI

インプラントパーシャルデンチャー（IARPD）で利用されるインプラントの上部構造は、ほとんどがアタッチメント（ボール、ロケーター、バーなど）であって、直接クラウンを立ち上げて鉤歯とする方法は少ない。それは埋入されたインプラントへの側方圧を減じようとする配慮であるが、それでも日常臨床のなかでは、インプラントにアタッチメントを装着するより、あえてインプラント支台のクラウンを鉤歯とした方法が有効な症例もあると考えている。

また、臨床においては固定式のインプラント補綴が経時的に咬合崩壊を起こし、パーシャルデンチャーを製作せざるを得ない場面に遭遇する。その際には、本症例が補綴設計の一助となることを期待する。

1 症例

患者：69歳　男性
初診：2005年2月9日
主訴：入れ歯を新しくしたい。
患者は今後の快適で安定した食生活のため、新義歯の製作を希望して来院した。
全身状態：特記事項なし。
初診時の口腔内の状態：上顎は7|4 5の3歯残存で挺出はなく、咬合平面は適切であった。欠損部は通法に従ってパーシャルデンチャーが装着されていた。患者は義歯を使用することに問題はないが、食事中に義歯が外れることに不満を訴えていた。下顎は無歯顎で顎堤の吸収が少なく、通法に従った総義歯が装着されていた。患者によれば、おおむね問題はないが、粘膜がときどき痛くなるとのことであった。
診断：欠損。義歯不安定による咀嚼機能の不足。上顎は7|4 5を結んだ鉤間線を中心に義歯が回転することによる義歯不安定。それに伴った咬合の不調和による下顎総義歯の不安定。
処置方針：上顎にインプラント支台のクラウンで鉤歯を新たに設置し、上顎の義歯安定を図り新たにIARPDを製作する計画を立てた。
術後経過：インプラント支台のクラウンで鉤歯を新たに設置したことで上顎義歯が安定し、それに伴った咬合の不調和が改善され咀嚼機能の向上がみられた。その後8年間良好に経過し患者も満足している。

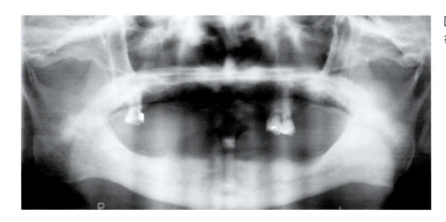

図1 パノラマエックス線画像
初診時　上顎 7|4 5 残存、下顎無歯顎

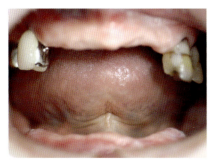
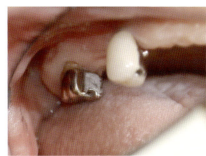
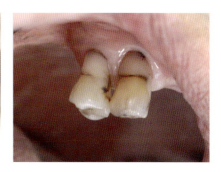
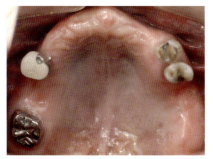
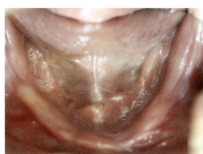

図2 術後（義歯なし）

上顎 7|4 5 残存、下顎無歯顎。患者は義歯の新製を希望。十分なインフォームドコンセントのあと、パーシャルデンチャーの支台として 5| 部にインプラントを埋入した。

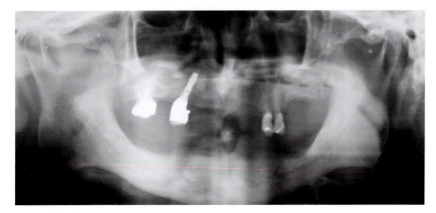

図3 術後のパノラマエックス線画像
インプラント支台のクラウンをパーシャルデンチャーの鉤歯とするため、上顎 5| 部にインプラントを埋入した。

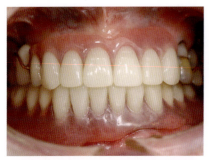 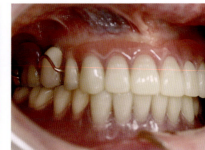 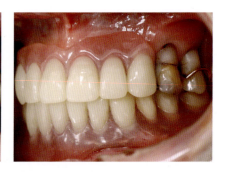

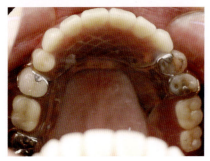 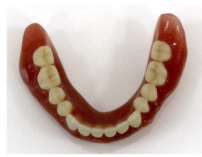

図4 術後（義歯あり）
上顎は 5| 部にインプラント支台のクラウンを鉤歯として、また |4 5 天然歯を鉤歯としてパーシャルデンチャーを装着した。術後8年、良好に経過し患者も満足している。

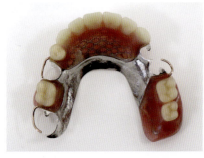 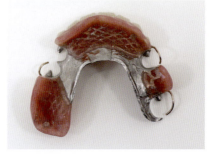 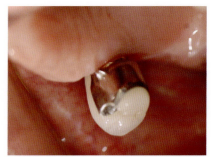

図5　上顎パーシャルデンチャーと 5| 部インプラント支台の鉤歯。

2 インプラント支台のクラウンを鉤歯にできる条件

インプラント支台のクラウンを鉤歯とするパーシャルデンチャーの製作で最も大切なことは、適応症の選択である。なんの検討もなく、やみくもにインプラント支台のクラウンを鉤歯とするIARPDを製作しようとしても、良好な結果は得られない。事前にいくつかの条件に適合した症例かどうかを慎重に検討し、選択することが大切である。その条件を中心に解説する。

1. 咬合平面を修正する必要がない症例

残存歯の挺出など咬合平面が不適切な症例は、インプラント支台のクラウンを鉤歯とする症例に適さない。特にコンビネーションシンドロームと言われる残存歯の挺出や対顎の大きな吸収を伴った症例は、加圧・受圧の要素を改善するため咬合平面を修正した上で、インプラントにアタッチメントを選択しIARPDを製作するほうが有効である。

本症例では、7|4 5の残存天然歯の挺出や対顎の大きな吸収はみられず、咬合平面を修正する必要がなくIARPDを製作した。

2. 補綴スペースが小さい症例

補綴スペースが小さい症例は、インプラント支台のクラウンを鉤歯とする方法に適する。補綴スペースが小さいとクラウンの歯冠高径は小さくなり、歯冠/インプラント比が小さくインプラントへの側方圧を軽減できる。また、審美的にも支障はない。

一方、補綴スペースが大きい症例は、インプラント支台のクラウンを鉤歯とする方法は不適切で、アタッチメントを利用する方法が適する。その理由は3つある。

第1はアタッチメントで、インプラントに伝わる力の作用点を下方へ下げ、インプラントへの側方圧を軽減できること、第2はインプラント支台のクラウンは歯冠高径が大きすぎて審美的に不適切であるが、アタッチメントは適切な審美性を獲得できること、第3にアタッチメントは一定以上の補綴スペースが必要であり、補綴スペースが大きければより強固なIARPDの製作も可能だからである。

3. IARPDの設計上適切な位置にインプラントが埋入できる症例

IARPDの安定を得るため、鉤間線を考慮しできるだけIARPDの設計上効果的な位置にインプラントを埋入する。しかし、インプラントの埋入位置は義歯設計の点から考慮するばかりでなく、顎骨の状態も考慮する必要がある。インプラント支台のクラウンを鉤歯として適用する場合は、この2つの条件が一致した症例を選択する。

本症例は7|4 5に加えて、新たに設置するインプラント支台のクラウンは、義歯の安定を考慮した設計上4|相当部が適切であった。しかし、その部の顎骨の骨量が不足し埋入できなかったため、実際のインプラント埋入位置は結果的に、2つの条件が一致するギリギリの位置である5|相当部となった(**図6**)。

また、本症例のように7|4 5にレスト・ガイドプレーンを付与することが決まっている場合は、インプラントにアタッチメントを利用するよりインプラント支台のクラウンのほうが義歯の安定が得られると考える。なぜなら、アタッチメントよりインプラント支台のクラウンでレスト・ガイドプレーンを付与したほうが、7|4 5のレスト・ガイドプレーンの効果がより発揮できるからである。

4. 人工歯排列位置とインプラントの頬舌的位置が一致する症例

インプラント支台のクラウンを鉤歯とする場合、鉤歯の位置はインプラントの埋入位置に左右される。一方、IARPDの人工歯排列は残存歯や対合歯の位置や前歯の審美的要求によって決められる。すなわち、インプラント支台のクラウンを鉤歯とする義歯設計を行う場合には、この2つの条件が一致することが必要である。一致しなければインプラント支台のクラウンだけIARPDの歯列の位

置から外れてしまい不適切である（図7）。

たとえば、インプラントが人工歯排列位置より数ミリ舌側に位置しているとする。インプラント支台のクラウン咬合面だけIARPD人工歯排列に揃えようとすると、舌側のガイドプレーンが斜めになり、咬合時にインプラントに大きな側方圧が

かかることになる（図8）。ガイドプレーンを着脱方向に適切に設定することは、インプラント支台のクラウンを鉤歯とする場合の大切な条件である。そのため術前にIARPDの排列位置と埋入位置をよく診査し、2つの条件が一致しない症例ではアタッチメントを使用したほうが有効である。ア

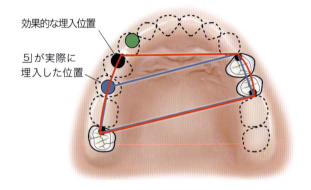

図6　インプラントの埋入位置
3」では歯冠形態がガイドプレーンを設定しにくい。
4」が効果的な埋入位置であるが、本症例では骨が薄く埋入できない。インプラント埋入位置は結果的に、2つの条件が一致するギリギリの位置である5」相当部となった。

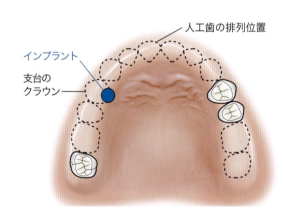

図7

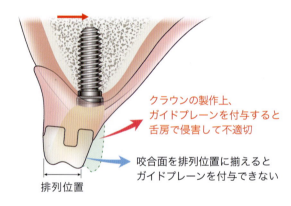

図8

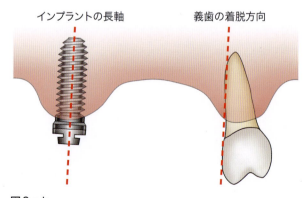

図9 a,b
アタッチメントを使用する場合は、aのように義歯の着脱方向とインプラントの長軸方向を一致させることが必要で、bのように不一致の場合はアタッチメントは使用できない。

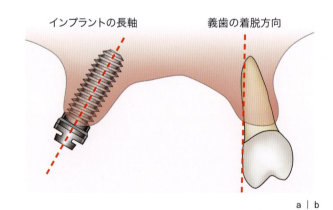

a：インプラントの長軸方向と義歯の着脱方向が一致している場合
b：不一致の場合

タッチメントはIARPD人工歯排列位置とインプラントの頬舌的位置が一致しなくても支障がないからである。

本症例では人工歯排列位置と埋入するインプラントの頬舌的位置が一致し、鉤歯に適切なガイドプレーンが付与され、7|4 5のガイドプレーンと共にIARPDに適切な把持効果を与え、インプラントの側方圧をできるだけ少なくできた。

5. インプラントの埋入角度とIARPDの着脱方向が一致しない症例

ロケーターなどのアタッチメントを使用する場合は、IARPDの着脱方向とインプラントの埋入角度ができるだけ一致することが必要である。一致しないときはフィメールの摩耗が加速し、維持力が減少するという好ましくない現象が生ずる（図9）。インプラントの埋入角度が限度を超えたときはアタッチメントは利用できない。

一方、インプラント支台のクラウンを鉤歯とする場合は、インプラントの埋入角度が義歯の着脱方向とずれていても、歯冠形態で補正できる。インプラントの埋入方向が残存歯と大きくずれてしまった場合、むしろ歯冠形態を立ち上げて鉤歯としたほうがよいこともある。

インプラント支台のクラウンを鉤歯とした場合は、IARPDの着脱方向に合わせクラウンにガイドプレーンを付与すればよく、利用できないということはない。インプラント埋入手術時は顎骨の形態など術者が配慮すべき点が多く、IARPD着脱方向にそれほど配慮できないこともあるので、この点はインプラント支台のクラウンを鉤歯とする場合の大きな利点である。

本症例ではIARPDの着脱方向をそれほど考慮せず埋入したが、適切なインプラント支台のクラウンを製作することができた。

6. 審美的にクラスプを受け入れる症例

インプラント支台のクラウンを鉤歯とする症例は、審美的にクラスプを受け入れる患者でなければならない。実際はどこにインプラントを埋入してクラスプを装着するか、事前に患者に説明し許可を得る必要がある。患者のなかにはRPD装着を他人に悟られることを嫌い、審美的理由でクラスプを受け入れない患者もいる。そのような症例はインプラント支台のクラウンを鉤歯とせず、アタッチメントを利用する。

本症例は、術前に|4 5にクラスプを装着した従来型のRPDを使用していた。|4 5と左右対称な位置へのクラスプを説明したところ、患者は容易に受け入れた。

3 インプラント支台のクラウンを鉤歯とするIARPD製作上配慮すべき点

1. オルタードキャスト法で粘膜面の印象採得を行う

骨結合するインプラント、歯根膜を持つ天然歯、顎堤の粘膜面の3つの被圧変位量の差のバランスをどう獲得するかは最も配慮すべき事項である。そこで、インプラント支台のクラウンを鉤歯としたIARPD（図10a）と、インプラント支台のアタッチメントを装着したIARPD（図10b）の咬合時の力の伝わり方を考える。

インプラント支台のアタッチメントを装着したIARPDはアタッチメントとIARPDは一体となっているので、AとCには同時に同じ圧力が伝わる。しかしAとCは被圧変位量に大きな差があるためバランスを得る術式は容易ではない。圧力でAが沈下した最下点でCに圧力が伝わる配慮をするが、その術式や加減は難しい。それに比べてインプラント支台のクラウンを鉤歯としたIARPDは、クラウンに直接及ぶ咬合圧がBの主体となり、IARPDから伝わる圧力はレストを介してのみでAとBは間接的である。アタッチメントのIARPDとは圧力の伝わり方が全く違うと思われる。また、どちらの術式でも粘膜とインプラントの被圧変位量の差は同じであるが、被圧変位量の差のバランスに配慮する臨床術式は大きく異なる。アタッチメントを装着したIARPDはアタッ

チメントのフィメールを装着せず一定期間使用後、咬合圧下でフィメールを装着するが、どの時期にどの程度加圧して装着するか適切な加減が分かりにくい。それに比べてインプラント支台のクラウンを鉤歯としたIARPDは咬合圧時のレストがBに支持された状態で、Aをオルタードキャスト法で印象すれば、被圧変位量の差のバランスを容易に得ることができる。オルタードキャスト法は従来のRPD製作法で長年用いられ、簡便で分かりやすい方法である。

また、DとBの被圧変位量の差は同様でなく配慮は要するものの、特別な方法は必要ないと考える。それは同一歯列に天然歯とボーンアンカードブリッジがあった場合の2つの咬合調整は差をつけない術式で、臨床上問題ないように（2008年、日本補綴歯科学会と日本口腔インプラント学会共催のシンポジウム「インプラントの咬合に関する10の提言」）、インプラントや骨の持つ生体の許容範囲であろうと考える（術式は第4章を参照）。

2. レスト・ガイドプレーンの適切な付与

従来のRPD製作方法に従い、天然歯もインプラントも同様に適切なレスト・ガイドプレーンを付与する。インプラントにレストを付与するときはインプラントの埋入傾斜と反対側に付与する。ガイドプレーンは他の鉤歯のガイドプレーンと平行に付与しつつ、できるだけ下方まで下げるが（図11）、口腔清掃を妨げないような位置にとどめる。

また、過去に埋入されたインプラントを鉤歯としなければならない場合は、そのまま利用することなく、必ず適切なレスト・ガイドプレーンを付与する。

4　メインテナンス

1. インプラント周囲炎への配慮

インプラント支台のクラウンの頸部は天然歯と異なり正円で、直径は天然歯より小さい。そこへ天然歯と同じ大きさのクラウンを立ち上げると、結果的にクラウンの頸部に大きなアンダーカットができてプラークの停滞を招く（図12）。一般に、天然歯に比べインプラント支台のクラウンはプラークが停滞しやすいため、インプラント周囲炎を招きやすいことに配慮する。クラウン製作は歯ブラシが適切にアンダーカットに到達するように配慮する。口腔清掃はインプラントと天然歯の違いを患者に説明し、丁寧に清掃方法を指導する。必要であれば来院時、インプラントからクラウンを取り外して清掃することも大切である。また、長期的には患者の全身的合併症や服用薬剤への対

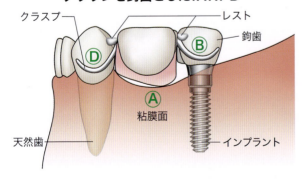
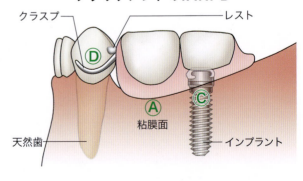

図10 a,b
a: インプラント支台のクラウンを鉤歯としたIARPD。AとBは間接的であるため術式には多様性がある。
b: インプラント支台のアタッチメントを装着したIARPD。AとCは一体化している。

応も忘れず行う。

2. 天然歯鉤歯の経年的動揺や移動への配慮

インプラントはオッセオインテグレーションしているため経年的に動揺や移動をしないが、天然歯は歯根膜があるため経年的に動揺や移動をすることがある。天然歯支台の鉤歯が動揺や移動したときは、結果的にインプラントに不適切な側方圧が持続的に発生し、インプラントの予後不良を招く。

そこでIARPD設計の際はリジッドサポートを原則として、レストのほかガイドプレーンを近心・遠心・舌側の3面に付与してから維持装置を設計する。これは天然歯の鉤歯が経年的に移動しないようにするためである。また、インプラントも天然歯も口腔衛生に配慮し、歯周病やインプラント周囲炎を予防する。インプラントはインプラント周囲炎になっても動揺や移動をすることはないが、天然歯は歯周病で動揺や移動することに配慮し、メインテンス時は必ずレストとレスト窩の適合を確認する。

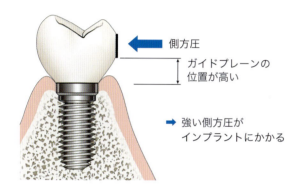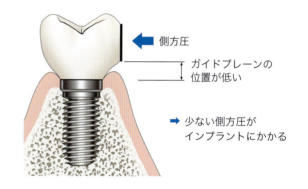

図11 a,b
a: ガイドプレーンの位置が高いと強い側方力がインプラントにかかる。
b: ガイドプレーンの位置が低いとインプラントにかかる側方力は弱い。

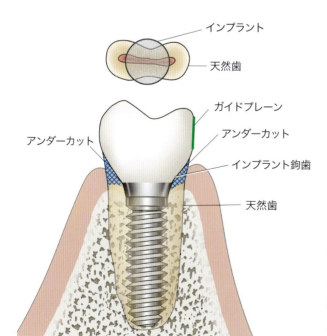

図12
インプラント頸部の形態は正円で、天然歯と全く異なる。しかも直径が小さいため、天然歯と同じ大きさのクラウンを立ち上げると、必然的にガイドプレーン下に大きなアンダーカットができてしまう。

第2章 IV

義歯床が残根周囲歯肉を被覆することの問題点

八代 一貴　Kazuki YASHIRO

　本稿ではIARPDにおいて、義歯床がインプラントの周囲粘膜を被覆することの問題点について検証することを目的とする。

　しかし、現状ではそのような研究はきわめて少ないため、義歯床が天然歯残根の周囲歯肉を被覆することの問題点を明確にし、そこから推測することとする。

1　オーバーデンチャーにおけるメリットとデメリット

　まずは、天然歯のオーバーデンチャーにおいて、残根を保存した上で得られるメリットと、それに伴う義歯床下の残根周囲組織の為害作用を検証し、オーバーデンチャーによる治療を行う際の注意すべき点について考察する。

1. メリット
- 顎堤の形態保存
- 歯根膜感覚受容器の機能の維持
- 歯冠歯根比の改善による支台歯への側方力の軽減
- 保存した歯によるBiologic stabilizer（残根による支持、維持）としての機能
- 清掃性の向上
- 再治療の行いやすさ

　天然歯のオーバーデンチャーは義歯床下顎堤に残存歯を保存しているため、歯槽骨の吸収を少なくし、顎堤がよりよい状態に保たれ、さらに残存歯根の歯根膜が感覚受容器として機能することなどの利点が報告されている。

　歯槽骨の吸収に関してはCrumら[1]が、エックス線写真を用いて垂直吸収量を測定した。その結果オーバーデンチャー装着者では、総義歯装着者の吸収量よりきわだって少ないことを直接的に明らかにした。しかし、感覚受容器としての歯根膜がオーバーデンチャー装着時に機能しているかどうかは必ずしも明らかにされてはいない。Loiselleら[2]は、オーバーデンチャー装着者と総義歯装着者で、識別能をしらべた結果、歯が1本でもあれば、識別能は総義歯装着者より優れていると報告した。Pacerら[3]は、2000gという強い咬合力での識別能は、オーバーデンチャー装着者が総義歯装着者より優れているとし、荻野ら[4]は最大咬合力は歯根膜の感覚機能の有無により明確な差が生じることを報告した。

　このような背景のもと、1982年に高藤ら[5]はオーバーデンチャー装着者を被験者にして、義歯床下に根面板をつけた場合とつけない場合について、硬さ識別の実験を行い、他の条件を全く変化させることなく、純粋に歯根膜の機能だけを調べ、残存歯根の歯根膜が弁別という機能時にどのように働くのかを明らかにし、硬さ識別に関与する受容器を検索した。その結果、オーバーデンチャー装着者での残存歯根の歯根膜は、硬さ識別において、識別能を高めるという重要な役割を担うとともに、識別時の咬合力の調節にも関与している。さらに、硬さ識別における受容器は、おもに歯根膜の機械的受容器であると考えられる。また、咀嚼筋の筋紡錘や顎関節の固有受容器は、歯根膜からの感覚入力に影響を及ぼし、硬さ識別能および識別時の咬合力の調節能力を低下させているものと思われる、という考察をしている。

　一方、歯根膜のないインプラントを支台とした

オーバーデンチャーにおける感覚の有無による違いは、現在不明である。しかし、IARPDにおいては、残存歯の歯根膜感覚は十分に生かされる環境にある。その点では、インプラントに歯根膜がないことによるデメリットは見出すことはできないと言える。

2. デメリット

- 義歯床が床下粘膜や残根周囲歯肉に接触することによる炎症性反応
- 自浄作用の欠如
- 生理的刺激の欠如
- 義歯床による慢性刺激

これらのデメリットは顎堤の骨吸収や残根周囲歯肉の増殖、退縮を引き起こす要因となり得る。

オーバーデンチャーを使用していく上で、最も注意していかなくてはならないことの一つは残根や周囲歯肉と義歯床の接触による炎症性反応である。これを惹起させる要因として自浄作用の欠如、生理的刺激の欠如、義歯床による慢性刺激などが考えられる。

自浄性の欠如は、義歯床下への唾液の進入が制限され、その結果義歯床下の残根に付着するプラークが蓄積され炎症性反応を示すと考えられる。

また、義歯床による生理的刺激の欠如と慢性刺激に関しては一見、相反する事項ととらえられる。生理的刺激の欠如では義歯床が歯肉を覆うことにより、本来そこに流れるはずであった食塊や唾液などが排除され、歯肉に対する適切な刺激が欠如してしまう。これは先に上げた自浄性の欠如にも関与してくると考えられる。適度な刺激は歯肉を健康に保つために必要となる。一方、刺激が過度なものになり、さらに慢性的に加わると、周囲歯肉に対して害となることは容易に想像できる。

2 義歯床が残根周囲を覆うことの影響

1. 顎堤粘膜への影響

オーバーデンチャーのデメリットが床下粘膜組織に対し、どのような影響を与えるか考察する。

まず、中島[6]の調査では、ラットに実験用義歯を装着し、清掃群と非清掃群に分け、床下粘膜の経時的変化を観察した。清掃度の違いにより顎堤粘膜組織がどのように変化するか、経時的に観察した。義歯を装着したまま清掃を行わなかった非清掃群においては、早期に粘膜組織に可逆性の圧扁と菲薄化がみられ、破骨細胞の浸潤と著しい骨吸収が確認された。そしてこの骨吸収は義歯装着後10日頃から起こるとの報告[7]もあった。

つまり義歯を清掃せず義歯床下を不潔な状態にすることで破骨細胞の浸潤が見られ、顎堤は骨吸収を起こし、結果的に適合不良な義歯による疼痛が発現することになる。

また義歯装着10日後より骨吸収が起こるとの報告から、義歯を新規に製作した場合において患者に早急に義歯のセルフケアの重要性を理解してもらう必要がある。

また義歯に付着したプラークには多種多様な細菌が生息している（表1）[8]。このように義歯床下は天然歯列と比べると過酷な環境である。義歯にはどの程度の細菌が生息しているかを説明し、患者に義歯の清掃を徹底してもらうことも有効な手段である（図1）。

2. 歯周組織への影響

パーシャルデンチャーの鉤歯の歯冠部を切断後、オーバーデンチャーを装着し、その前後において歯肉溝滲出液量、歯肉炎指数（GI）、プラーク指数（PLI）、歯の動揺度、歯肉溝の深さを調査した山賀ら[9]の報告がある。この調査では、オーバーデンチャー装着前から装着6カ月間の経時的変化を調べたところ、歯肉溝滲出液量、歯肉炎指数、プラーク指数など、炎症性反応と相関性のある事項の悪化が見られた。

	Isolation frequency			
	Denture plaque		Dental plaque	
Species	a	%	a	%
Candida albicans	41	64	8	89
Candida tropicalis	7	11		
Candida krusei	2	3		
Torulopsis glabrata	6	9		
Torulopsis inkin	1	2		
Rhodotorula rubra	1	2		
Non-identified	6	9	1	11
Total strains	64		9	

表1 義歯と歯に付着する細菌の種類
　　（文献8）より引用）

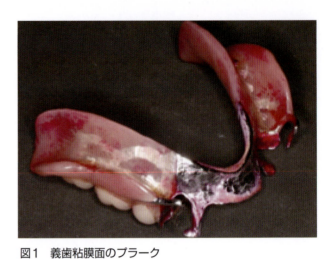

図1　義歯粘膜面のプラーク
一見きれいな義歯でも、染め出すと粘膜面にはプラークが残存していることがわかる。

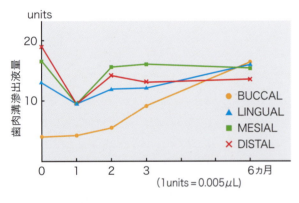

図2　各歯面別の歯肉溝滲出液量の経時的変化
　　（1unit＝0.005μL）

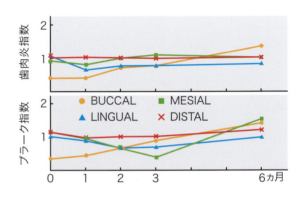

図3　各歯面別の歯肉炎指数（上）とプラーク指数（下）の経時的変化

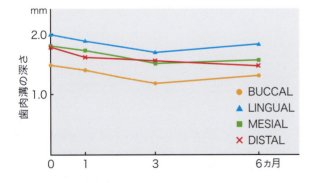

図4　各歯面別の歯肉溝の深さの経時的変化

図2～図4
オーバーデンチャーへ移行する前後での各炎症指標の変化
（文献9）より引用改変）

図2～図4より、頰側での数値の悪化が著しいことがわかる。頰側において、オーバーデンチャーを装着する前と装着6カ月後ではどの項目も4倍近い数値の増加となっている。
　また、頰側以外の3歯面においては装着前後で大きな変化は見られず、頰側が経時的に悪化し、その他の3歯面の状態に近づいていることがわかる。
　このことからパーシャルデンチャー時は、セルフケアの際、頰側のように磨きやすい部位を重点的に磨き、その他の歯面はしっかりと磨けていないことがわかる。そして、オーバーデンチャーでは残根が床下に位置することにより清掃困難となり全ての歯面において炎症性の反応が起こると言える。
　しかし、これではオーバーデンチャーのメリットである清掃性の高さとの矛盾が生じる。本来パーシャルデンチャーと比較してもシンプルな設計のオーバーデンチャーの清掃性は間違いなく高い。しかし、それは患者自身が良く磨かなければメリットを活かせないということである。
　つまり義歯床下の粘膜組織を健康に保つには、オーバーデンチャーを装着してからの患者のセルフケアがきわめて重要となる。
　以上のことから、義歯を使用していく上で、患者自身の清掃度に着目し、適切なケアを勧めていく必要があると言える。

3. 生理的刺激の欠如と義歯床による慢性刺激の影響

　義歯床が周囲歯肉を覆うことで、本来そこに流れるはずであった食塊や唾液などが排除され歯肉に対する適切な刺激が欠如してしまう。また同時に周囲の自浄性も欠如、低下してしまう。結果として、義歯に覆われている周囲組織は不潔になりやすく炎症性の反応を引き起こしてしまうことになる。
　つまり義歯床下において適度な生理的刺激は必要と言えるだろう。しかし、この刺激が過度なものとなり、さらに慢性的に加わってしまうことは周囲組織に対して弊害をもたらす。
　これは、寝たきりの高齢者の慢性圧迫部に「床ずれ」を作ってしまうことと類似している。床ずれは慢性の圧迫や周囲組織の状態が不潔であると起こりやすいとされている。また高齢者では他の要因として、栄養状態の偏り、抵抗力の低下、皮下脂肪や筋肉量の減少、血管自体が脆くなってしまうなどの加齢変化があげられる。
　床ずれの原理は義歯床による慢性刺激と一致する。さらに義歯では咬合圧が加わることにより、床下粘膜内の血液循環量が減少することからも[10]、義歯床下粘膜へ対する影響はより大きくなってくる。
　これを軽減するため、オーバーデンチャーでは粘膜への負担を避け、残根に支持機能を持たせ残根周囲はリリーフしない形態をとることが望ましいと考えられる。
　これについて、長岡ら[11]の調査では、残根に対してリリーフを行った義歯とリリーフは行わず咬合力を残根に伝達させる義歯の比較を行っている。
　この調査から、リリーフを行った義歯は、残根の近遠心の歯槽骨の高さがわずかに減少の傾向（図5）を示した。これに対し、リリーフは行わず、咬合力を伝達させた義歯は残根近遠心の歯槽骨の高さに変化は見られなかったが、歯槽中隔の透過性が増した（図6）との報告があった。
　また、リリーフ量を少なくするということは、残根と義歯内面は密着状態となり、死腔が減少し、その部分への食物残渣の停滞やプラークや歯石の付着を減少させ、周囲組織の炎症性変化を防止することにもつながる[12]。
　これらのことから、義歯床下の残根は支持機能を持たせるため、リリーフ量を極力少なくするべきだと言える（表2）。

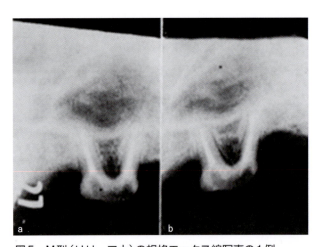

図5　M型（リリーフ大）の規格エックス線写真の1例
a: 義歯装着前
b: 義歯装着3カ月後、維持歯の近心と遠心の歯槽骨の高さがわずかに減少

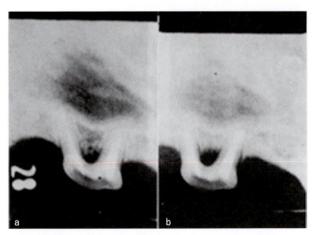

図6　T型（リリーフ小）の規格エックス線写真の1例
a: 義歯装着前
b: 義歯装着3カ月後、歯槽中隔部の透過性増大

表2　残根周囲の義歯床はリリーフすべきか否か

	支持機能	骨吸収
リリーフ大	粘膜支持がメイン	近遠心の骨吸収
リリーフ小	残根による歯根膜支持	歯槽中隔の透過性増加

3　鉤歯や残根の周囲歯肉を健康に保つためには

1. 歯周疾患の状態

先の山賀らの調査[9]では、術前の歯肉溝の深さがその後の変化に影響するとの報告もある（図7〜図9）。この調査では術前の歯肉溝が2mm以下と2〜3.5mmのグループに分け、オーバーデンチャー装着前後における歯肉溝滲出液量、歯肉炎指数、プラーク指数の変化を観察している。

これによると2mm以下のグループでは、歯肉溝滲出液量、歯肉炎指数、プラーク指数のどの項目も大きな変化は見られなかった。反対に2〜3.5mmのグループは各項目において増加の傾向を示した。つまり歯肉溝が深い歯ほど、状態が悪化する傾向にあると言える。

また、ToolsonやGrasserは歯肉溝の深さを3mm以下、Rennerらは1mm以下にしてからオーバーデンチャーを装着し、予後調査をしているが、いずれも残根歯周組織は良好な状態を保っているとの報告[13〜15]がある。

これらのことから、オーバーデンチャーにおいても、義歯装着前には歯周基本治療を行い、必要な部位に対しては歯周外科をし、同時に患者自身にセルフケアの重要性を説明し、理解、協力してもらう必要があると言える。

2. 義歯床の形態

義歯床下の残根や周囲組織の健康を保つための、義歯床の形態について考察する。

パーシャルデンチャーにおいては、支台歯の舌側歯肉を義歯床で被覆することは望ましくない[12]とされている。Seeman[16]は舌側を義歯床で覆われている鉤歯と、開放されている鉤歯を比較し、それぞれのRusselindexがmeanscoreで1.89と1.00であったと報告している。

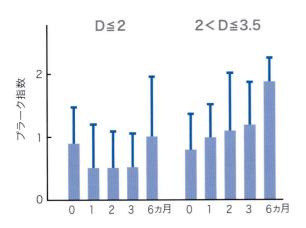

図7　プラーク指数の経時的変化

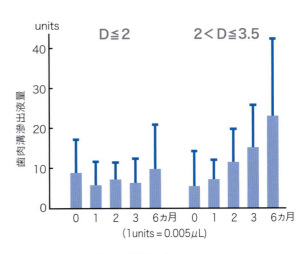

図8　歯肉溝滲出液の経時的変化
　　（1unit＝0.005μL）

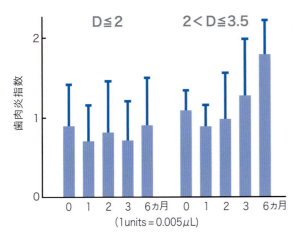

図9　歯肉炎指数の経時的変化

図7〜図9
オーバーデンチャーへの移行時の歯肉溝の深さ(D)が2mm以下のグループと2〜3.5mmのグループでの各指数での変化
（文献9）より引用改変）

　オーバーデンチャーにおいても、義歯床が残根周囲歯肉を覆う量により自浄性が変化すると考えられる。長岡ら[11]の調査では、義歯床の辺縁により残根周囲を覆うタイプと開放するタイプに分け、それぞれが義歯床周囲組織にどのような影響を与えるかの比較を行っている（表3）。

　この調査によると、義歯床辺縁を開けずに残根周囲を覆ったタイプでは、辺縁歯肉は顕著に発赤、腫脹し、病理組織所見からは、骨吸収像が確認されたと報告している。

　アタッチメント義歯の支台歯の歯周組織変化について調査した真鍋[17]の報告においても、義歯床辺縁が頬舌側共にオープンになっている場合には、はるかに良好な予後を示している。

　つまり、完全に義歯床に覆われた残根周囲では、食片の流れや頬や舌による自浄性が低下し、結果、炎症性反応や骨吸収を引き起こし、予後の悪化につながると考えられる。

　これらのことから、残根周囲の義歯床辺縁はなるべく開放した形態にし、自浄性や清掃性の向上をはかることが重要であると言える（図10〜図13）。

表3 残根周囲の義歯辺縁を開放するタイプ（Open type）と覆うタイプ（Close type）の違い

実験用義歯の残根周囲の辺縁形態	歯肉の発赤	歯肉の腫脹	骨吸収
Open type	(−)	(−)	(−)
Close type	(＋)	(＋)	(＋)

オーバーデンチャーの支台歯周囲の義歯床を開放型に変更した症例

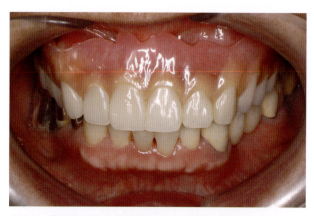

図10　義歯床は支台歯周囲を大きく覆う形態であった。

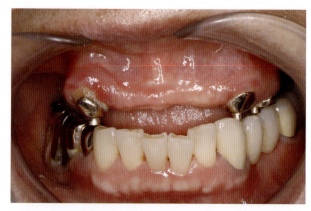

図11　3｜支台歯周囲の歯肉は発赤、腫脹してきた。

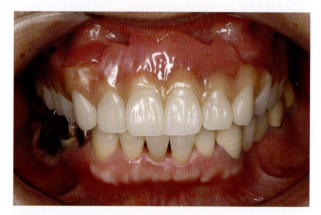

図12　支台歯周囲の義歯床を開放型に変更した。

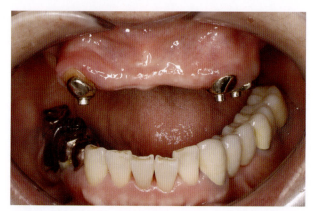

図13　約1カ月後、歯肉の炎症は治まってきた。

4 義歯床がインプラントの周囲粘膜を被覆することの問題点と解決法

義歯床が天然歯残根の周囲歯肉を被覆することの問題点を過去の論文を調査することで、以下の知見を得ることができた。

- 義歯床が天然歯残根の周囲歯肉を被覆することにより、義歯床下の環境は非常に厳しい状態となる。生理的刺激の欠如から自浄性が低下し、慢性的刺激から残根周囲組織は炎症性反応を示す。
- 清掃不良状態では残根周囲組織に炎症性の変化や顎骨の吸収を引き起こした。
- さらに、これらの変化は、義歯装着後早期に発現することが示された。
- また、義歯の形態をパーシャルデンチャーからオーバーデンチャーへ変更した場合、義歯床下の残根周囲組織は経時的に悪化する傾向が見られた。さらに、この残根が歯周病に罹患している場合、その傾向が強いことも示された。

天然歯から得られた知見から、義歯床がインプラントの周囲粘膜を被覆する際も同様の問題点があると推測できる。そして、その解決法としては自浄性や清掃性を向上させるため、インプラントを義歯床ですべて覆うのではなく、一部でも開放形態にすることがあげられる。さらに、インプラントと義歯はなるべくリリーフをせず、インプラントには確実な支持を求める。これにより、周囲の顎堤への負担を軽減させ、顎堤吸収を防止し、死腔を減らすことで義歯床下への食渣の圧入を減少させることも期待できる。

また、治療を行う際には、歯周治療を完了させ、歯周組織の安定がはかられた上で補綴処置を行うことが重要である。これは残根の場合は周囲組織の炎症性変化を防止するが、インプラントにおいてはセルフケアやメインテナンスの重要性を十分に理解してもらうことで、インプラント周囲炎などのリスクを最小限にすることができる。

以上まとめると次のようになる。
① インプラント周囲の義歯床縁は可能であれば開放型とすることで、より衛生的な環境となる。
② インプラントに確実な支持を求める。緩圧型アタッチメントの使用を控える。
③ 義歯製作前に歯周治療を完了させ、患者にメインテナンスの重要性を理解してもらう。

参考文献

1) Crum RJ et al: Alveolar bone loss in overdentures: A 5-years study. J Prosthet Dent 40 : 610-613, 1978.
2) Loiselle RJ et al: The physiologic basis for the overlay denture. J Prosthet Dent 28 : 4-12, 1972.
3) Pacer F et al: Occulusal force discrimination by denture patients. J Prosthet Dent 33 : 602-609, 1975.
4) 荻野 章：歯根膜によるコントロール機序に関する臨床的研究―特に少数残存歯症例の場合．補綴誌 20：585-600, 1976.
5) 髙藤道夫：オーバーデンチャー装着者の口腔感覚に関する研究．補綴誌 26: 1-12, 1982.
6) 中島啓一朗：義歯床による被覆に伴う義歯床下組織の変化に関する病理組織学的研究．岡山歯誌 9: 249-265, 1990.
7) 中島啓一朗：義歯床による被覆に伴う義歯床下組織の初期変化に関する病理組織学的研究．補綴誌 37（5）: 1031-1036, 1993.
8) 中村長隆：義歯床粘膜面に付着した denture plaque 中の真菌生息に及ぼす諸因子の検討．補綴誌 27（5）: 863-869, 1983.
9) 山賀 保：オーバーデンチャーへの移行時における維持歯辺縁歯肉の経時的変化．補綴誌 28（6）: 1010-1017, 1984.
10) 加藤光雄：義歯床下粘膜の血流変化―レーザー表層血流計の応用．補綴誌 36（1）: 126-135, 1992.
11) 長岡英一：オーバーデンチャーの被覆による維持歯辺縁歯肉の変化．補綴誌 27（1）: 92-100, 1983.
12) Kratochvil FJ: Removable partial denture syllabus, U.C.L.A.,1968. 377-384, 1982.
13) Toolson LB et al: A 2-year longitudinal study of overdenture patients. Part II: Assessment of the periodontal health of overdenture abutments. J Prosthet Dent 47: 4-11, 1982.
14) Graser GN and Caton JG: Influence of overdenture abutment tooth contour on the periodontium: A preliminary report. J Prosthet Dent 49: 173-177, 1983.
15) Renner RP et al: Overdenture sequelae: A ninemonth report. J Prosthet Dent 48（4）: 377-384, 1982.
16) Seeman SK: A study of the relationship between periodontal disease and the wearing of partial dentures. Aust dent J 206-208, 1963.
17) 真鍋 顕：アタッチメント義歯の予後に関する臨床的研究―支台歯の歯周組織に生じた変化について．補綴誌 20（2）: 156-172, 1976.

第2章 V

パーシャルデンチャーにおける義歯床の大きさは総義歯と同じにすべきか

関 豊成　Toyoshige SEKI

　かつてパーシャルデンチャーの義歯床縁形態と言えば、総義歯の床縁形態を元として残存歯部の床を落としていくように製作されてきた。すなわち『パーシャルデンチャーの床縁形態は総義歯の床縁形態に準じて設定する』という類の言葉に集約されていたのではないだろうか。しかし、臨床において実際に総義歯に準じた形でパーシャルデンチャーを製作して、上手くいかないことも多々あるように感じている。では、パーシャルデンチャーの義歯床縁形態はどのように設定すべきなのだろうか。

　そこで本稿では、パーシャルデンチャーにおける床縁形態は果たして総義歯と同じにすべきなのかどうか。そもそもパーシャルデンチャーの義歯床縁形態はどのような要件によって設定されるのかについて、考察してみたい。

1 義歯床の形態は

　総義歯もしくはパーシャルデンチャーにかかわらず、義歯床の形態は抜歯により失われた軟組織の三次元的な復元をすることが原則となる。しかし、総義歯において床に求められるのは実質欠損の形態的回復だけではなく、義歯の「支持・維持・把持」に関与する機能的・便宜的な形態[1]も必要となる。

　ところで、上顎の口蓋部は骨および粘膜の吸収が抜歯後にもほとんどない。総義歯はこの口蓋を床で覆うが、それは総義歯を維持するための便宜形態であるとともに「機能する義歯」とするために必要不可欠な形態とも言える。

　また、義歯床そのものの面積はなるべく広く求める[2]が、これは義歯床粘膜面積が大きいほど大きな咬合力が発揮でき、咀嚼能率の向上とともに咀嚼圧の分散も同時に得ることができるからであ

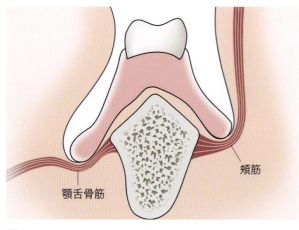

図1
床辺縁が長すぎると筋は義歯の離脱に寄与する。

顎舌骨筋　頬筋

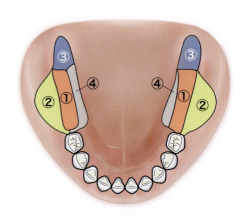

図2　下顎遊離端欠損の負担域の区分
①顎堤頂　②頬棚　③レトロモラーパッド　④舌側斜面（Steffel et al. 1970より改変引用）

る。反面、小さな床は大きな床に比べ沈下しやすい[3]とされている。

さらに義歯床の耐圧面積を可及的に広く採った上で、床縁が機能する口腔周囲筋の付着部位を越えてはならないとするのは、これにより粘膜と義歯床との界面での吸着力がより向上し辺縁封鎖が強固なものとなる[2,4]からである（図1）。

これらの事項は原則として踏まえつつ、さまざまな角度から義歯床縁形態のデザインについて考察したい。

2 義歯床縁形態のデザイン

1. 支持に関与する床形態

総義歯とパーシャルデンチャーにおける床形態の大きな違いでまず挙げられるのは、その支持を負担する部位であろう。

下顎総義歯の支持負担粘膜領域は、
①頰棚（主支持）
②レトロモラーパッド（主支持または補助支持、組織の性状によって異なる）
③顎堤の斜面部（補助支持）
が挙げられる。

上顎総義歯の支持負担粘膜領域は、

①顎堤の斜面部（補助支持）
②硬口蓋の水平部（主支持）
③臼歯部の歯槽頂部（主支持）
である[5]。このように総義歯は完全に粘膜支持型である。

一方、パーシャルデンチャーは歯根膜と粘膜による混合支持型の補綴装置である（図2）。すなわち歯根膜と粘膜という被圧変位量が10〜20倍もの差がある[3]組織による支持様式を利用せざるを得ない[6]（図3）。

前述の通り、義歯床を広く求めることにより咀嚼圧は分散される[2]が、パーシャルデンチャーでは、残存歯が存在することから、すべての支持負担を粘膜のみに求めるのは機能時の義歯の動揺を許してしまうという観点からも適切ではなく、また、義歯の形態ゆえに支持を粘膜のみに負担させることは不可能に近い。

パーシャルデンチャーは可撤性の補綴装置であり、床・維持装置・連結子・人工歯という共通の構成要素を有しているものの、患者個々によって咬合力・習癖・食事・生活習慣もさまざまで、欠損形態により義歯の支持・維持様式が著しく異なる。これらの多岐にわたる条件が壁となってパーシャルデンチャーの設計を曖昧にしていると言える。少なくとも総義歯と比べてパーシャルデン

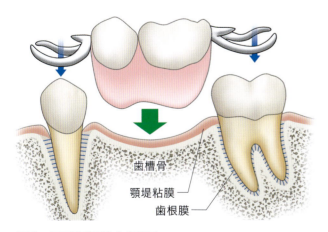

図3 歯牙（歯根膜）と歯槽骨
顎堤粘膜と歯のおのおのが義歯の支持に働く。

チャーの支持は粘膜支持のみではないため、部位によっては床縁や研磨面を総義歯とは異なる形態を検討すべきなのではないだろうか。

ところで、総義歯が具備すべき支持に関与する代表的な形態に

　①レトロモラーパッドを薄く覆う
　②外斜線を越える頬側床縁

がある。

レトロモラーパッドを薄く覆うことは遊離端義歯においても総義歯と同様に具備されるべき形態だが、パーシャルデンチャーで外斜線を越えて頬側床縁を設計すると義歯の挙動が大きくなり支台歯に必要以上の側方力を与え、それが支台歯に対しての外傷力となることもある。

よって、下顎頬側の床縁は総義歯に比して短めに設定したほうがよいということにもなる（図4）。

2. 維持に関与する床形態

では、維持についての比較はどうであろう。

総義歯における維持は辺縁封鎖によるものである。すなわち粘膜と義歯床の緊密な封鎖を得ることによって総義歯は吸着する。また、この辺縁封鎖が総義歯の機能時の挙動により失われることのないように床縁をコルベン状として厚みを作る便宜的な形態が必要となる（図5）。

一方、パーシャルデンチャーではそもそも義歯床全周を辺縁封鎖することが非常に難しい。

残存歯があるがゆえに歯という硬い組織と、レジンや金属といった固い材料が接する部位が必然的に存在し、その部位での辺縁封鎖を得ることができない。

しかしこの場合は残存歯に維持を求めることができるため、辺縁封鎖を必要としない。

パーシャルデンチャーにおいては、維持力を残存歯との摩擦力および機械的な力に求める[6]ことが多いのである。

つまりパーシャルデンチャーの場合、支台歯による維持が充分に期待できるようであれば、床縁を可及的に短く薄くすることも可能である（図5）。

維持に関与する総義歯の形態と言えば

　①顎舌骨筋線を越える床縁
　②コルベン状の断面を持つ床縁

であろう。

コルベン状の床縁は前述した通り辺縁封鎖を必要としないパーシャルデンチャーに付与する必要はなく、むしろこれをなくすことによって義歯の大きさそのものを小さくすることができるため、使用時の違和感を軽減できる可能性もある。

また、パーシャルデンチャーの患者の場合、総義歯使用者に比べて舌の可動範囲が広いために印

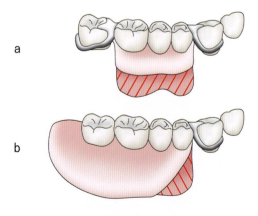

図4　義歯床の斜線部は不要となることが多い
a：中間欠損部の頬側義歯床
b：遊離端欠損部の頬側義歯床

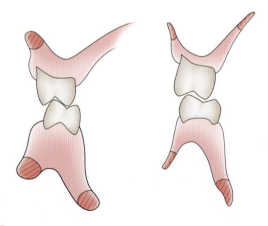

図5
総義歯は床縁をコルベン状とするのが基本。パーシャルデンチャーは総義歯と比べ床縁は顎堤に移行的で短めに設計される。

象採得時にオーバーに舌を機能運動させ、床縁が舌の運動を阻害しないようにしなくてはならないこともある。舌側床縁形態に求める機能が総義歯とパーシャルデンチャーとでは全く異なってくるのである。

つまり総義歯と同じような床縁や研磨面の形態にする必要がなく、むしろ違う形態を付与することによってメリットが生じるのではないだろうか。

3. 把持に関与する床形態

把持についても総義歯とパーシャルデンチャーとではその機能を求める部位が違ってくる。

総義歯の場合、支持・維持と同様に義歯床に把持機能を求めざるを得ない。
　①レトロモラーパッドを覆う
　②顎舌骨筋線を越える床縁
というものが主に義歯床の把持機能を担う便宜的形態となる。

遊離端欠損であればたとえパーシャルデンチャーであっても、前述の通りレトロモラーパッドを薄く覆うメリットが生じてくるが、そもそも中間歯欠損症例であればレトロモラーパッドを覆うことは不可能である。

また、舌側床縁は総義歯使用者とパーシャルデンチャー使用者の舌の可動範囲の違いや、維持としての辺縁封鎖を求めるか否かの違いにプラスして、把持としての便宜的形態を総義歯では床に求めざるを得ないが、パーシャルデンチャーにおいては把持機能をクラスプに求めるので、舌側床縁を短くすることが可能となる。

3　パーシャルデンチャーの床縁形態と咀嚼・発音・審美の要素について

ここまでは『支持・維持・把持』という義歯の主要な3大要素に関し、床に求められる便宜的・機能的形態の総義歯とパーシャルデンチャーの違いについて述べてきた。

パーシャルデンチャーによる補綴を行う目的としては、以上に加えて咀嚼・発音・審美等の要件も満たす必要がある。

これらについても考察したい。

RennerとBoucherはその著書[5]の中で、
①中間欠損領域を覆う義歯床はその歯牙欠損部の粘膜を広く覆う必要はないが、義歯の下に食物が停滞せず、審美性を高め、抜歯によって失われた軟組織を自然な形態に復元させる。
②辺縁は可能な限り薄く目立たないように粘膜に向けて移行させる。

と総義歯の床の形態とは全く違う考えを述べている。

むろん、顎堤の吸収の度合いによってはリップサポートのために唇側床縁に厚みを持たせるべき場合もある。

しかし、ここで重要なのは総義歯と中間欠損を補綴するパーシャルデンチャーとの床縁形態に違いが生じることである。

1. 咀嚼・人工歯排列と床縁形態

咬合や人工歯排列位置によっても床の形態は左右される。

総義歯・パーシャルデンチャーにかかわらず頬側床縁から3〜6mm舌側寄りの位置に咬合作用点がある場合、咬合力が増大しても維持力をほとんど必要としないが、咬合作用点がこの位置から頬側方向に移動するにつれて維持力を増す必要がある[8]。

すなわち、義歯床の回転を防ぐために要する維持力は咬合作用点の頬側への移動量に比例して増大する[9]。

結果的に、総義歯では床による辺縁封鎖をより緊密に求める必要があり、パーシャルデンチャーではその維持を支台歯と床それぞれに強固に求める必要が出てくる、ということである。

見方を変えれば、総義歯の場合は人工歯排列スペースに若干の自由度があるために、このことに気を配って人工歯の排列位置や咬合作用点を変えることが可能であり、理想とされる位置に人工歯を排列し咬合作用点を作ることができれば、必要

以上に維持を求めることはなくなる。一方、パーシャルデンチャーの場合は、患者固有の歯列から排列位置を大きく逸脱することは叶わず、その代償として総義歯よりも維持力を強固にするケースが多くなる可能性を示唆している。

残存歯数が多く、健全度の高い支台歯により強固な維持が得られていれば問題はないが、上述のケースのような場合は、支台歯に対しての維持力だけでなく床の維持力を増す必要も出てくるかもしれない。

少なくとも総義歯・パーシャルデンチャーにかかわらず、人工歯の排列位置やそこに付与する咬合様式も考慮した上で床縁形態を決定する必要があると言えるのではないだろうか。

2. 発音と床縁形態

義歯が有する機能には発音・構音・調音も含まれる。

この発音・構音・調音には舌の位置と可動範囲が密接に関係してくる。

義歯床の厚みや床縁形態は舌に影響を及ぼす因子の一つであることは論を待たないであろう。

下顎総義歯の舌側床縁部が厚すぎれば舌は内側に圧迫されその結果、舌が挙上されてDonders空隙がなくなる。また、上顎総義歯の口蓋部の床が厚すぎれば舌は下方に、あるいは前方または側方に圧排されてしまう。一側の歯列が欠如すれば舌はその方向へ偏位することもある上に、床が厚いことで舌の運動そのものも妨げられてしまう[9]。元来の舌の位置からは大きくかけ離れてしまい運動も制限されてしまえば構音・調音にも大きな為害作用が出てくるのも当然と言えよう。

特に上顎の口蓋部の床が大きく関わっているデータが今までも報告[9,10]されている。正常な歯列状態および咬合関係を有する天然歯列保持者に人工全口蓋床を装着させ、口蓋描記法および語明度試験法によって発音に対する口蓋床の影響を調べると、

　①母音並びにカ行、ナ行、マ行、ヤ行および
　　『ヒ』以外のハ行各子音では、口蓋部に調音
障害は認められない。
　②語明度に変化なし、語明度低下、語明度向上
　　した人はそれぞれ存在したが、語明度が低下
　　した被験者では、摩擦音・破裂音・破擦音の
　　誤聴が多い。特に摩擦音が破擦音・破裂音に
　　誤聴されることが多いようである。

口蓋部を広く覆う床が存在するというだけで、床の厚みにかかわりなく発音に問題を発生させる可能性があるということである。

よって、口蓋床は小さいほど発音への影響は少ないのは明らかではないだろうか。

先にも述べたとおり、総義歯では維持のための辺縁封鎖や支持のために便宜的に硬口蓋の全面を床によって覆うことが一般的である。維持・支持が支台歯によって充分に得られているパーシャルデンチャーでは、総義歯の床縁形態に準じることなく、構音・調音障害に対しての患者の煩わしさを考慮に加え、無口蓋床義歯にしたほうが患者にとって違和感が少なく、かつ発音もスムーズに行える満足度の高い義歯を提供できるのではないだろうか。

3. 審美からみた床縁形態

歯の喪失が前歯にまで及んだ場合は、義歯による機能の回復のみならず審美の回復も欠かすことができない[12]。前歯部の審美的な回復はそのまま口唇機能の回復へと繋がる。

歯の喪失は歯槽骨の喪失へと繋がっていく。欠損歯部を義歯によって修復しようとするとき、喪失歯そのものの修復は人工歯でまかなうことが可能だが、歯槽骨の吸収部位まで人工歯で修復することは難しく、結果的に義歯床によって回復を行うこととなる。

この義歯床をいかに天然の有歯列のように見せるかということは、患者の満足度にも如実に関わってくる要件の一つだと考えられる。私見ではあるが、臼歯部のみの欠損歯列保有患者と審美的な要素を含む前歯部にまで欠損が及んだ患者との義歯の使用率の差が臨床実感として感じられている。つまりは義歯に機能のみならず審美性を求め

ているのではないだろうか。

床縁形態には直接関与しない部分もあるが、ここで審美的な床に必要な条件を挙げてみたい。

1) 床縁形態

前述したように、RennerとBoucherはその著書[5]の中でパーシャルデンチャーの辺縁は可能な限り薄く目立たないように粘膜に向けて移行させる、と述べている（図4）。

これは、審美面において非常に有用であると考えられる。残存歯肉と義歯床縁を限りなく移行的に作ることができれば人工物である義歯の存在が目立たなくなる。

ここで気をつけねばならないのは、ここまでに述べてきたように維持・支持・把持の機能をこの部分には求めなくてもよい場合という条件付きであるという点である。

2) 義歯床研磨面のキャラクタライゼーション

患者個々の有する歯肉にはそれぞれ色調や形態といった個性が存在する。

この歯肉の個性を義歯床の部分で踏襲せずに製作すれば、見た目の違和感に繋がるのではないだろうか。

義歯に自然歯肉の色調や形態の再現を行うこと（図6・図7）は、この義歯を装着した患者本人の心理にもプラスの影響がある可能性も看過できない。

また、前歯部においてはリップサポート、臼歯部においてはモディオラスなどの表現も重要な要素となってくる[4]。

これらによって、失われた歯槽骨、顎堤の代わりに、義歯がサポートすることで、口腔内だけでなく顔貌の審美回復にも多大な貢献が可能となる。

図6、図7のように前歯部を含む欠損を義歯で補綴した場合、このような歯肉の形態・色調の再現も必要ではないだろうか。

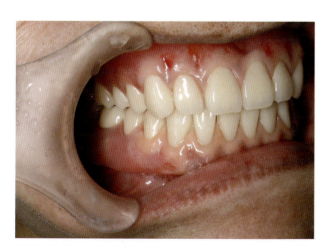

図6　外部ステインを用いてキャラクタライゼーションされた上顎総義歯と下顎IARPD

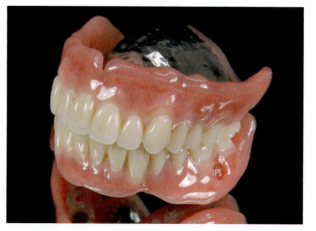

図7　内部ステインを用いてキャラクタライゼーションされた上顎総義歯と下顎IOD

4 まとめ──患者満足度の高い義歯床とは

　総義歯の床形態をパーシャルデンチャーで踏襲する必要がない、または踏襲できないことについて述べてきたが、パーシャルデンチャーの床が小さければ小さいほどよいと提唱しているわけではないことも同時に書き加えておきたい。

　パーシャルデンチャー製作において床を可及的に小さくすることは患者の義歯着脱時や使用時の負担を考えるうえでも重要なことではあるが、床を小さくしすぎることは床下への食物の迷入・停滞や義歯の挙動・沈下等への抵抗力が小さくなりすぎる可能性もある。

　さらに、パーシャルデンチャーにより残存歯やその周囲組織を機能的な生理状態に保つことができ、命数の延長をみるのが理想ではあるものの、現実的には硬軟両組織に力を均等に分配することは非常に難しい。また、弾性印象材の普及や咬合面レストの存在によって支台歯偏重となりがち[10]であり、結果的にパーシャルデンチャーを使用することによって、支台歯の支持組織を障害し、支台歯を早期に抜歯へと招いているパーシャルデンチャーも多く認められるのである。

　BensonとSpolsky[12]によれば良好な義歯床を有する遊離端義歯において、セットから数年後に維持腕が支台歯に接触していないこともあるが、義歯床がフレームワークによって直接維持されていない状態にもかかわらず、「義歯の安定や維持が不良である」というような患者からの訴えがないということもあるのである。

　つまり、たとえパーシャルデンチャーであったとしても義歯床がそれ自体を支える能力を充分に有することができるということを証明しており、これは支台歯にとって明らかに有利な状態と言える[8]。

　クラスプの維持が小さくて済むということは支台歯に対しての障害力が小さいことであり、残存している支台歯の保護にも役立つのである。

　すべてのパーシャルデンチャーの共通点は可撤性であり、床、連結子、維持装置、人工歯を持つということである。しかし、その個人個人の口腔内やそれを取り巻く環境は条件が全く違う。

　年齢、性別、職業、固有の咬合力、顎堤の吸収度、残存歯数、残存歯列、咬合平面、咬合高径、欠損形態、全身的な健康状態、どのようにして歯を失ってきたのか、枚挙に暇がない。

　総義歯を製作するときと同様にパーシャルデンチャーを製作する際、その設計や床縁形態のデザインも単純に『総義歯の形態に準ずる』という曖昧なものではなく、これらのことを勘案し支台歯や粘膜、発音、咀嚼などさまざまな事柄への影響を綿密に熟考することによってさまざまな部分で総義歯とは異なる形態を付与すべきであると考える。

参考文献

1) 亀田行雄:これからの義歯治療とインプラントオーバーデンチャー.デンタルダイヤモンド社,東京,2012.
2) Kaires AK : Pertial denture design and its relation to forse distribution and masticatory performance. J Prosthet Dent 6 : 672-683, 1956.
3) Manderson RD, Wills DJ, Picton : Biomecanics of denture supporting tissue. 1979.
4) 阿部二郎,小久保京子,佐藤浩二:下顎吸着義歯とBPSパーフェクトマニュアル.クインテッセンス出版,東京,2011.
5) Robert P Renner, Luis J Boucher:部分床義歯の臨床.クインテッセンス出版,東京,1993.
6) Cotmore JM : Removable partial denture survey clinical practice today. 1983.
7) 稲井哲司,鹿沼晶夫:部分床義歯の動揺抑制機構.補綴誌 43 : 392-398, 1999.
8) 竹井正章:有床義歯の設計および人工歯排列に関する維持力発現機構の研究.1969.
9) 覚道幸男:床義歯の生理学.学建書院,東京,1976.
10) 奥田貫之:実験的局部口蓋床の発音に及ぼす影響.補綴誌 16 : 362-380, 1972.
11) 三谷春保:緩圧クラスプの立場と臨床.補綴誌 7 : 156-163, 1963.
12) Benson D, Spolsky V : A clinical evaluation of removable partial denture with I-ber retainers. J Prosthet Dent 41 : 246-254,1979.

第2章 これまでのパーシャルデンチャーを考える

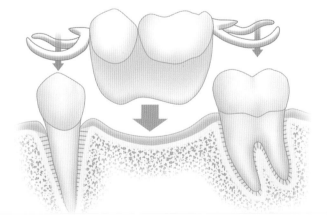

067

第2章 VI

コーピングの高さとハイジーンの関連
― 天然歯とインプラント ―

諸隈 正和　Masakazu MOROKUMA

　近年、歯科治療技術や口腔衛生習慣の向上により残存歯数が増加する一方、超高齢社会の進行によりさまざまな疾患に伴う全身機能の低下や身体的障害をもつ高齢者が増加している。このような状況はさらに進行すると予測されているが、こうなると歯の喪失に伴い口腔機能の維持およびメインテナンスが困難な患者もまた増加する可能性がある。そこで、メインテナンスが簡便で顎口腔機能の維持・向上に有効な義歯の提供をするために、パーシャルデンチャー再考の必要性があると考えた。

1　オーバーデンチャー応用の背景

　パーシャルデンチャーは、欠損部における粘膜支持・把持と、残存歯を支台歯とした支持・把持・維持という機構によって欠損補綴を施行し、口腔機能の改善および向上を図ってきた。しかし、粘膜と天然歯の歯根膜では被圧変位量の差がおよそ10倍異なる[1]と言われている。すなわち、欠損が大きく支台歯の数が少ない場合、遊離端欠損が大きく支台歯を後方へ強く引き倒す場合、支台歯を支える歯周組織が脆弱な場合、歯冠歯根比の条件が悪い場合、前歯等歯根の表面積が小さく支台歯として負担できる応力に限りがある場合等で、従来のパーシャルデンチャーは残存歯に過剰な負荷をかけることになる。このため、長期的な口腔機能の維持に不安が残り、コンビネーションシンドローム等を引き起こす可能性がある（図1）。また、歯は欠損した場合、体の他の組織と異なり再生せず、抜歯後の支持歯槽骨吸収も予測される。これらを予防するために残存歯や口腔全体のケアに対する知識が必要である。

　そこで、従来の歯冠修復では保存が不可能な天然歯の支台歯に対してコーピングを装着し、歯根膜感覚受容器の保存、義歯の維持安定向上[2]、支持機能を主とし残存歯の負担軽減を目的としたオーバーデンチャーが応用されてきた。

　従来のオーバーデンチャーにおいて支台歯となる天然歯が、補綴装置の支持として、粘膜骨膜より優れていることは議論の余地がない。Millerは、歯根膜感覚受容器の保存と義歯の維持安定の向上を目的に、2〜4本残った歯を保存し総義歯の支持として利用した天然歯歯根を、生物学的安定装置（biologic stabilizer）と呼んだ[2]。その後の10年におよぶ調査で、脆弱な天然歯歯根が、長期にわたり義歯を支持していただけでなく、健全な状態に移行していたこと、義歯による負荷を受けていたにもかかわらず、多くの機能を維持していたことが明らかとなった。さらに、6年間で46個の義歯に34本の天然歯歯根を応用し、すべての義歯にリラインが必要なかったとも報告している。

　このことから、天然歯歯根にコーピングを装着し支持として使用すると、義歯による一部の骨への負荷が減弱され、顎骨の吸収が最小限に抑えられることがわかった。

　近年は、理想的な位置に支台歯がない欠損に対して、欠損部位の支持・把持・維持の補助としてインプラント支台を用いたimplant-supported-partial-denture（以下ISRPD）およびimplant-assisted-partial-denture（以下IARPD）が多用されてきている。しかし、天然歯支台の残根上義歯やインプラント支台を用いるISRPD・IARPDでも、義歯床に被覆されることによる支台周囲の衛生環境は、長期的な予後観察において不安であり、支

台歯の喪失原因もさまざまである。

　Ettingerらは、22年間273人を対象に666本の天然歯支台のオーバーデンチャーについて喪失原因を調査した。その結果、133本を喪失した。喪失の主な原因は歯周病（29.3%）、根尖性歯周炎（18.8%）、う蝕（16.5%）、垂直破折（16.5%）が挙げられ、22年間の総喪失率は20%だった（表1）。この結果より、口腔衛生に注意を払うことで歯周病とう蝕に起因する喪失は予防可能とし、歯科医師がオーバーデンチャーを薦めるならばう蝕と歯周病のリスク軽減を患者に推奨すべきと言及している[3]。

　そこで本稿は、オーバーデンチャーの支台周囲の衛生環境に着目し、インプラントを支台としたコーピング周囲組織と衛生環境の関係性について、過去のエビデンスを基に考察していく。

　著者は、インプラント埋入患者にmicro-motion（以下M-M）に伴うmarginal bone loss（以下MBL）が起こり、それに伴い歯周組織が退縮することでオーバーデンチャーとの間隙にプラークが蓄積して衛生環境が悪化、peri-implantitis（以下P-I）が発症。その結果さらにMBLが進行し、衛生環境が悪化する—という仮説（M-M→MBL→インプラント支台周囲の衛生不良→P-I→MBL→インプラント支台周囲の衛生不良：図2）をたて、それらについて一つ一つ検証を行った。

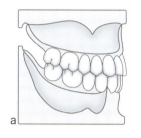
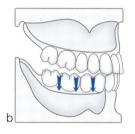
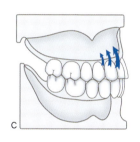
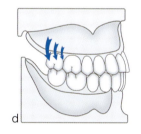
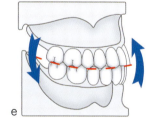

図1 コンビネーションシンドロームの影響によって引き起こされること

a) 上顎総義歯に対する下顎両側遊離端欠損
b) 臼歯の咬合支持が喪失し下顎歯槽堤が吸収される。
c) 過度の咬合力が上顎前歯歯槽堤を吸収させる。
d) 上顎結節の下方成長
e) コンビネーションシンドローム独特の咬合平面となる。
（文献1）より改変引用）

表1　天然歯支台のオーバーデンチャーにおける喪失原因

抜歯理由	抜去歯数（上顎　n=254）	抜去歯数（下顎　n=412）	総抜去歯数（n=666）
歯周病	6（2.4%）	33（8.0%）	39（5.9%）
根尖性歯周炎	13（5.1%）	12（2.9%）	25（3.8%）
修復不能なう蝕	9（3.5%）	13（3.2%）	22（3.3%）
垂直破折	13（5.1%）	9（2.2%）	22（3.3%）
不明	15（5.9%）	10（2.4%）	25（3.8%）
計	56（22.0%）	77（18.7%）	133（20.1%）

（文献3）より改変引用）

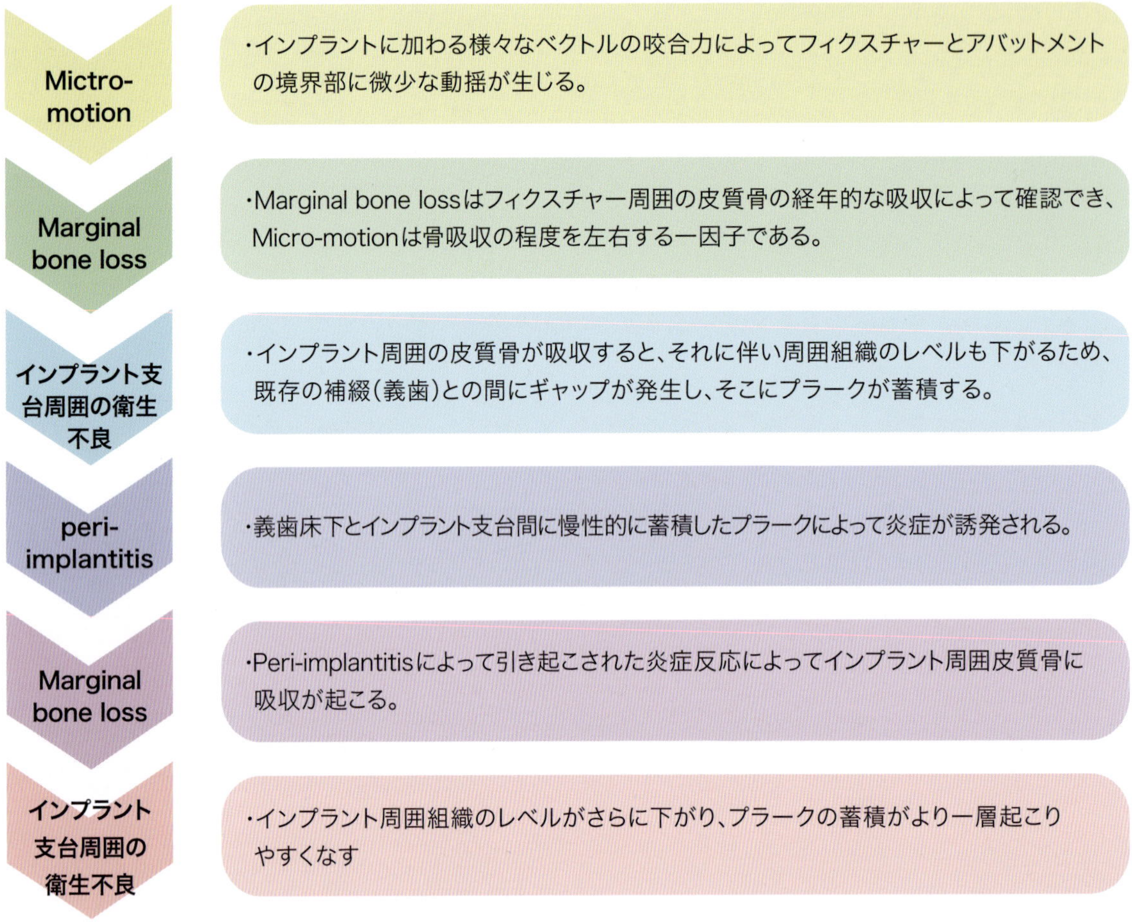

```
Mictro-motion        ・インプラントに加わる様々なベクトルの咬合力によってフィクスチャーとアバットメント
                      の境界部に微少な動揺が生じる。

Marginal bone loss   ・Marginal bone lossはフィクスチャー周囲の皮質骨の経年的な吸収によって確認でき、
                      Micro-motionは骨吸収の程度を左右する一因子である。

インプラント支        ・インプラント周囲の皮質骨が吸収すると、それに伴い周囲組織のレベルも下がるため、
台周囲の衛生           既存の補綴(義歯)との間にギャップが発生し、そこにプラークが蓄積する。
不良

peri-implantitis     ・義歯床下とインプラント支台間に慢性的に蓄積したプラークによって炎症が誘発される。

Marginal bone loss   ・Peri-implantitisによって引き起こされた炎症反応によってインプラント周囲皮質骨に
                      吸収が起こる。

インプラント          ・インプラント周囲組織のレベルがさらに下がり、プラークの蓄積がより一層起こり
支台周囲の             やすくなす
衛生不良
```

図2　インプラント周囲に起こる負のサイクル(仮説)

2　Micro-motionと Marginal bone lossの関係

　M-Mはインプラント周囲皮質骨がさまざまな因子によって応力を受けた時、インターナル、エクスターナルコネクションにかかわらずフィクスチャーとアバットメント接合部のギャップに発生する微小な動揺のことで[4]、MBLに影響を与える可能性がある。ギャップはシステムによって差を認めるが、0.5～5.0μm(図3)[5]とされ、M-M誘発因子に、過負荷が挙げられる。

　MBLは、オッセオインテグレーションしたチタン製のフィクスチャーにおいて0.9mm／1年目、その後、最高で0.05～0.07mm／年、フィクスチャー周囲の皮質骨が吸収していくことから認識されたもの[6,7]である。天然歯に存在する歯根膜がインプラント周囲に存在しないため、一度MBLが発生すると、失われたインプラント周囲皮質骨をプラークコントロールや過負荷の調整で回復させることは困難[8]とされている。そして、Tandlichらは、可撤性補綴装置は、固定性補綴装置より有意にMBLが大きいと報告している(図4)[9]。

　M-MとMBLの関係性は、Cochranらが、フィクスチャーとアバットメントを溶接したインプラントとそうでない2群を比較し、皮質骨の変化に与える影響を調査している。その結果から、フィクスチャーとアバットメント間の動揺が皮質骨の吸収および治癒に影響を与えることが明らかとなった[10,11]。

3 Marginal bone lossから始まる負のサイクル

ここまでで、過負荷によって発生したM-Mに起因するMBLによって歯周組織が退縮する可能性があることがわかった。その予後について、歯周組織の退縮部位にプラークが蓄積、衛生環境が悪化した場合、P-Iを発症しさらなるMBLを起こす恐れがある。MBLとP-Iの関係性について検証すると、Franssonらの報告[12]とKoldslandらの報告[13]がある。Franssonらは、インプラントの進行性骨吸収の発生頻度はimplant-baseのデータから評価されるより高いと報告し、Koldslandらは、1990〜2005年まで164人、18〜80歳（平均43歳）を対象にした調査で11.3〜47.1％がP-Iに罹患していたと報告している。つまりMBLとP-Iが合併している患者が多いことが予測される。また付加的ではあるが、喫煙者は非喫煙者より有意にMBLが大きくP-Iの罹患率も高くなることも明らかになっている[14]。

よって、P-I発症後のMBLにより、インプラント周囲の自浄性の低下を招き、プラークの蓄積が加速、衛生環境が悪化する負のサイクルが完成すると考えた。

補足となるが、過去にM-Mに関連する過負荷とプラークの蓄積に起因する衛生環境の悪化のどちらがMBLに影響するか調査した研究がある。それによると、プラークの蓄積は出血の増加やアタッチメントロスを引き起こすが、MBLやオッセオインテグレーションの喪失は、過負荷による影響が強いと示唆されている[15,16]（図5）。加えて、QuirynenらはBrånemark implant system®においてフィクスチャー、アバットメント、アバットメントスクリューの間隙に細菌が微小漏洩していること、それら細菌種のうちP-Iに関連しているものがあると報告している（図6）[17]。

4 負のサイクルに歯止めをかける

では、この負のサイクル（M-M→MBL→インプラント周囲の不良な衛生環境→P-I→MBL→インプラント周囲の不良な衛生環境：図2）に歯止めをかけるにはどのような対策を立て、行うことが有効なのか。

1. インプラントに加わる応力のコントロール

まず、過負荷によるM-Mに対してインプラン

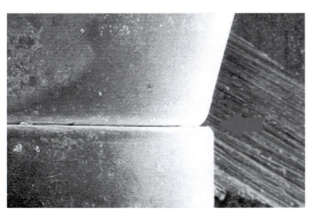

図3 インプラント（A）とアバットメント（B）の境界部（矢印）

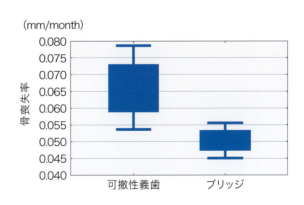

図4 支台歯周囲の経年的な骨吸収は、可撤性義歯がブリッジより有意に大きい。（p<0.002）
（文献9）より改変引用）

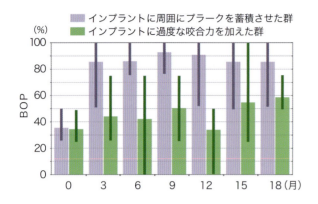

図5-1
インプラント周囲からの出血量はプラークが蓄積した実験群で有意に高い。(P＜0.05)（文献16）より改変引用）

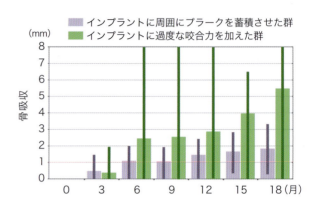

図5-2
18カ月目において両群のアタッチメントレベルに差を認めなかった。しかし、プラークを蓄積させた群では、実験開始時期と終了時とでアタッチメントレベルに有意な低下が認められた。(P＜0.001)（文献16）より改変引用）

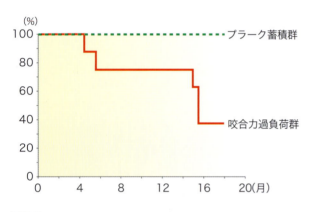

図5-3
過度な咬合力を加えた群では、実験期間（18カ月）終了時に、有意なインプラント周囲の骨吸収進行を認めた（インプラントの長さ8mmに対して5.5mm）。(p＜0.001)（文献16）より改変引用）

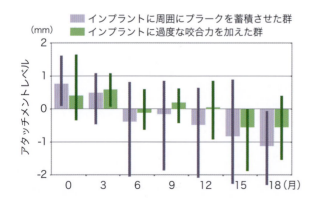

図5-4
プラーク蓄積群ではインプラントの喪失は認めなかった（0/9）のに対し、咬合力負荷群では6割のインプラントのオッセオインテグレーションが失われた（6/10）。（文献16）より改変引用）

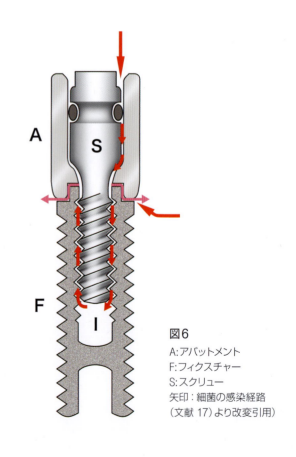

図6
A：アバットメント
F：フィクスチャー
S：スクリュー
矢印：細菌の感染経路
（文献17）より改変引用）

トに加わる応力の緩和と、応力が加わる方向、つまりベクトルのコントロールが必要と著者は考えた。

応力緩和に関係するのは、歯冠インプラント比・フィクスチャーの直径・コーピングの形態が挙げられる。歯冠インプラント比の改善は、ベクトルのコントロールにも関係しており、歯冠インプラント比を変化させることで、支台歯への側方力軽減と歯軸方向への咬合力の伝達、支台歯の動揺抑制が可能となる[18〜20]。歯冠インプラント比は小さいと、支台歯周囲皮質骨の応力は緩和できるが、把持力の低下と被圧変位量が異なる粘膜上に設置された義歯に、回転を伴った沈下を生じさせる可能性[21]がある。

逆にオーバーデンチャーの支台歯となるコーピングの高径が高く歯冠インプラント比が大きいと、義歯の挙動は少なくなるが、支台歯周囲皮質骨への応力が増加する傾向がある[22]。そのため、Kennedyの分類やEichnerの分類等を参考に、支台歯を両側に配置することによって左右の被圧変位量の差を減少させ、義歯の安定化を図る[22,23]。また、残存歯支台の状態の確認、インプラントのISQ値の確認等を行い、術者による総合的な判断を下す必要がある。

フィクスチャーの直径は、増加させることで頸部皮質骨への応力緩和が可能となり、MBLも減弱できるplatform-switching（以下P-S）[24]が有効と考えている。過去にLazzaraらはMBLを制御するには、最低でも3mmの厚さの軟組織によるインプラント周囲組織の生物学的封鎖、アバットメント周囲の炎症性細胞浸潤と皮質骨との距離の確保、インプラントの形状の三要素が重要[25]とし、P-Sはその要件を満たす有効な手段とされている。有限要素法を用いた解析でもMaedaらは、P-Sによってインプラント頸部にかかる応力がインプラント頸部皮質骨から遠ざかったと報告している[26]。臨床実験では、Heitz-Mayfieldらが、Astra TechOsseospeed™ Implant、Straumann® Bone Level Implant、Nobel Biocare NobelReplace™ Tapered Groovy ImplantについてP-Sを応用しMBLを解析している。

結果、術前から術後12週間にかけて、Nobel Biocareに有意差を認めつつもインプラント周囲皮質骨の多くが保存され、MBLが少なかったと報告している（図7）[27]。

2. コーピングの形態

コーピングの形態について、上田らは少数歯残存にオーバーデンチャーを利用した症例を対象に、咬合力荷重時の支台歯の挙動について分析検討している。その結果、支台歯への荷重量、咬合状態が両側性咬合か否か、コーピングの隅角の有無、および歯冠歯根比の程度で支台歯の負担が異なることが示された。さらに機能側の支台歯の負担性は、方形の長いコーピング形態が義歯の変位に伴う支台歯の回転と圧下を増加させ、短い円形の

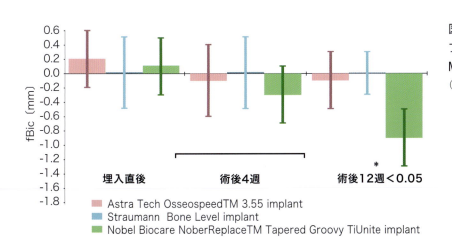

図7
プラットフォームスイッチングを応用した
Marginal bone lossの解析
（文献27）より改変引用）

コーピングの使用は、義歯にすべりを生じさせ応力緩和につながるとされている[28]。しかし、短いコーピングは義歯の側方変位量が大きくなる[22,29]という二律相反関係を有するため、コーピングの選択は、支台歯の状態を考慮した高さの設定[20]や、欠損形態をよく観察し、支台歯の負担と義歯の安定の両方に合わせた処置を行う必要がある。

ベクトルのコントロールには、支台歯の位置と被圧変位量・顎堤粘膜の被圧変位量・義歯の沈下量の3つが関係していると著者は考えている。宮下によると、顎堤粘膜の局所負担限界圧は70〜140g/㎠の範囲内に分布し、被圧変位量は0.11〜0.35mmの範囲内に分布しているとされている。そこに、咬合力の作用点が義歯床における負担力の重心点から偏して位置すると、義歯に回転力が加わる[21]ため、オーバーデンチャーのような義歯床下に支持機能主体の支台歯を有する場合、偏位した負荷は義歯の挙動をより複雑にすると考えられる。そこでISRPDには、支台歯への中心荷重[30]が重要と考え、ケネディーの分類やアイヒナーの分類に応じた左右均等な支台歯の配置や、応力が偏位しないように支台歯と支台歯周囲皮質骨への応力緩和を兼ねて、コーピング上面を歯軸と垂直に設定[31]する配慮が必要である。

ほかにも、フィクスチャーの親水性を高めるUltraviolet photofunctionalizationによる骨結合率向上[32]は、応力緩和以外にもM-Mを減弱させるかもしれない。そして、フィクスチャーを上顎に埋入する場合、骨質の違いから上顎のほうがインプラントの変位量が大きくなる[33]傾向があるため、天然歯を含めた支台歯の配置について、治療計画立案の段階から十分に考慮する必要がある。

MBLは前述したようにM-Mが要因となるため、M-Mの減少に準ずる対策とP-S[27]の採用が有効と考えている。

3. コーピングと歯周炎の関連性

コーピングの衛生環境について歯周組織を念頭に検討していく。そもそもオーバーデンチャーは、顎堤のみならず残存歯も義歯床で被覆するように設計された有床義歯で、歯冠を削除した支台歯に咬合力が主として歯軸方向に伝達される利点がある。また、臨床では義歯の側方変位時に側方力の軽減を図り、支台歯を長期に保存して有効に機能させる意図でコーピング周囲に対する緩衝腔付与がしばしば行われている。この緩衝腔について長岡は、天然歯支台のコーピング周囲に緩衝腔を付与した義歯とそうでない義歯を用いて、オーバーデンチャーを介して伝達される咬合力が、義歯の周囲組織に対しどのような影響を及ぼすか比較した[34]。それによると、緩衝腔の有無にかかわらずコーピングの辺縁歯肉に発赤と、3〜4週で辺縁歯肉に肥厚傾向を示した。しかし、緩衝腔のあるものは、歯肉縁の退縮傾向を強く認め継時的に増悪傾向を示した。さらに緩衝腔を設けたコーピングでは、シャーピー線維の封入状態が不良で、歯根膜組織の線維束は細く、骨との結合状態の悪い廃用萎縮性変化を認めた（図8）。

そのほかにも田中が、根面板のデザインの違いが側方力に及ぼす影響について調査している[29]。そこでも緩衝腔の付与は、支台歯の変位量を増大させコーピング周囲組織の増殖を促す危険性があり、食物残渣やプラークの蓄積の可能性から極力避けるべきであろうとしている。

次に、斎藤らが実際の患者の口腔内に装着されたコーピングと歯周組織の関連について診査を行った報告を紹介する。コーピングを図9-1に示す5形態に分類し評価した。

根面板は鉤歯に比べると、清掃性は良いが歯周組織の状況は悪い、という一見矛盾する結果であった（図9-2）。しかし根面板は清掃性が良いということは、歯肉の炎症はコントロール可能であることを示唆する。

さらに形態別に評価すると、動揺度に関してはショートドーム型がショートスクエア型に比べ有意に大きかった。

また、歯肉溝浸出液量（ペリオトロン値）はショートドーム型やショートスクエア型はロングスクエア型に比べ有意に高かった。これはコーピングの高さが低いと歯肉の炎症は高度であるか、

持続的であることを示唆している。

　これらからコーピングの形態は短いと持続的な歯肉の炎症を引き起こしており、コーピング形態と歯肉の炎症に何らかの関係性があることが推測できた。さらに装着期間が長いほど、歯周組織の状態は悪化していたためコーピングや義歯の設計等の条件を問わず、コーピング周囲の歯周組織の予後は良くないと考えられる。しかし、支台歯自体の動揺に差を認めなかったことから、コーピング周囲組織の変化はコーピングの形態、義歯の設計、適合安定の影響が大きいと推測でき、おのおのの条件を管理できれば、コーピングとその周囲組織の予後は悪くないと予測された。ほかにも高径が高いコーピングの清掃性の良さは、歯肉の炎症のコントロールが可能で、周囲組織の状態を術者と患者が維持できる能力が備わっていることを示唆していた。これは真鍋[36]が報告した、アタッチメント義歯における装着期間と歯肉の炎症状態の悪化の一因に、患者のメインテナンス不足が挙げられ、義歯床下に被覆された歯の周囲組織の炎症は唾液等による生理的自浄性の低下により避けられない、とするコーピングのマイナス因子に対

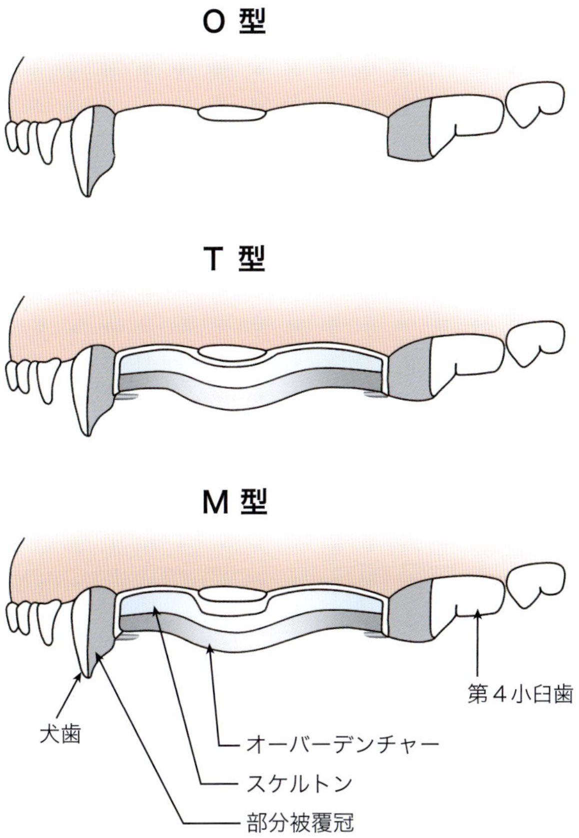

図8
コーピングとの間に緩衝腔を設けたタイプM型において、6カ月の実験期間後、コーピング周囲歯周組織の廃用萎縮性変化を認める。（文献34）より改変引用）

	T型		M型	
期　間	歯槽骨縁	無歯部歯槽骨	歯槽骨縁	無歯部歯槽骨
1ヵ月	−	−	−	＋
2ヵ月	−	−	＋	＋＋
3ヵ月	−	−	＋＋	＋＋
6ヵ月	−	−	＋＋	＋＋

応する有効な手段の一つとなると考えている。
　これらから、支台歯の変位は義歯の動きに連動したものと考え、緩衝腔を付与したり支台歯の軸面や形態を変化させる方法は、義歯の動きを増強させ、必ずしも支台歯の水平的変位の抑制につながらないことが予測できる。しかし、軸面を長くし維持装置を付与する設計には限度があるため、総合的に義歯床形態を周囲組織と調和させた側方変位抑制こそがオーバーデンチャーにおいて必要不可欠であり、これは支台歯がインプラントになっても同様と考える。

根面板形態	1	2	3	4	5
	ショートドーム 1〜3mm	ロングドーム 4mm以上	ショートスクウェア 1〜3mm	ロングクウェア 4mm以上	Oリング／マグネット
	⌒	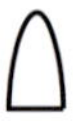 ⌐⌐	⌒	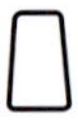 ▯	

（文献35）より改変引用）

図9-1

	PCR (%)	スコアP（歯周組織の状態）	スコアX（歯根膜腔の拡大・根尖病巣・歯根破折・う蝕）
根面板	10.1 ± 4.89	4.18 ± 0.38	1.81 ± 0.13
鉤歯	23.2 ± 7.52	2.79 ± 0.47	0.8 ± 0.20

（文献35）より改変引用）

図9-2

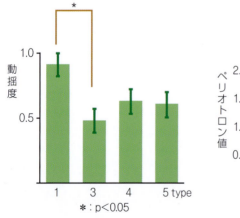

①根面板形態別動揺度

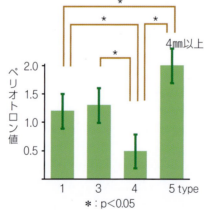

②根面板形態別ペリオトロン値

図9-3

2 まとめ

　これらの知見から、インプラント支台にかかわらずコーピングと周囲組織の衛生環境の関係性は、多因子性であることがわかる。その上で義歯使用時の衛生環境に考慮したインプラント支台のコーピングについて以下にまとめた。

①コーピングの選択・形態
- コーピング以外の残存歯に十分な維持・支持・把持が得られる場合、ショートコーピング（高径は1.5mm以上）とし、形態はドーム型にする。
- 残存歯に十分な維持・支持・把持が得られないならロングコーピング（高径は4mm以上）とし、形態は方形型にする。
- Locator attachmentなどはattachment上面を咬合平面と平行にする。

②排列位置
- 遊離端欠損は、インプラントを埋入し中間欠損に、片側支台は両側支台に、支持域が大きくなるよう配置する。
- 欠損が大きい場合は、中間欠損でもインプラントの埋入を検討する。

③義歯
- 義歯床は、支台歯が両側にあり、粘膜支持と把持に大きく依存しない場合は可及的に小さく。
- コーピング周囲に緩衝腔は極力設けない。

④付加的要素
- インプラントのフィクスチャーとアバットメントの結合部位はplatform-switchingの採用を推奨する。
- インプラント支台周囲のプラークの蓄積より過負荷に注意を払う。
- フィクスチャーの直径は大きいほどインプラント支台は安定する。
- フィクスチャーのUltraviolet photofunctionalizationによるosseointegrationの高効率化も期待できる。
- フィクスチャーの埋入方向は咬合平面に垂直にする。
- 上顎欠損症例ではフィクスチャーの埋入数を増やすか、残存天然歯の一次固定が望ましい。
- 欠損形態を見極める（Kennedyの分類、Eichnerの分類）。

　最後に、歯周病やう蝕、従来のパーシャルデンチャーによる褥瘡性潰瘍等のトラブルは、患者のモチベーションの低下、口腔衛生指導体制によって大きく左右されると考えている。そのため長期的に良好なIARPDの予後と患者自身の満足度を獲得するために、術者はIARPDの管理方法について適切な指導を行い、それを怠ってはならない。

参考文献

1) 赤川安正, 松浦正朗, 矢谷博文, 渡邉文彦（編）: よくわかる口腔インプラント学. 医歯薬出版, 東京, 2005.
2) Miller PA, Colonel L: Complete denture supported by natural teeth. J Pros Den 8: 924-928, 1958.
3) Ettinger RL, Qian F: Abutment tooth loss in patients with overdentures. J Am Dent Assoc 135: 739-746, 2004.
4) Vandamme K, Naert I, Geris L, Vander Sloten J, Puers R, Duyck J: The effect of micro-motion on the tissue response around immediately loaded roughened titanium implants in the rabbit. Eur J Oral Sci 115 (1): 21-9, 2007.
5) Jansen VK, Conrads G, Richter EJ: Microbial leakage and marginal fit of the implant-abutment interface. Int J Oral Maxillofac Implants 12 (4): 527-540, 1997.
6) Adell R, Lekholm U, Rockler B, Brånemark PI, Lindhe J, Eriksson B, Sbordone L: Marginal tissue reactions at osseointegrated titanium fixtures (I). A 3-year longitudinal prospective study. Int J Oral Surg 15: 39-52, 1986.
7) Lekholm U, Adell R, Lindhe J, Brånemark PI, Eriksson B, Rockler B, Lindvall AM, Yoneyama T: Marginal tissue reactions at osseointegrated titanium fixtures. (II) A cross-sectional retrospective study. Int J Oral Surg 15: 53-61, 1986.
8) Miyata T, Kobayashi Y, Araki H, Ohto T, Shin K: The influence of controlled occlusal overload on peri-implant tissue. part 4: a histologic study in monkeys. Int J Oral Maxillofac Implant 17 (3): 384-390, 2002.
9) Tandlich M, Ekstein J, Reisman P, Shapira L: Removable prostheses may enhance marginal bone loss around dental implants: a long-term retrospective analysis. J Periodontol 78: 2253-2259, 2007.

10) Hermann JS, Schoolfield JD, Schenk RK, Buser D, Cochran DL: Influence of the size of the microgap on crestal bone changes around titanium implants. A histometric evaluation of unloaded non-submerged implants in the canine mandible. J Periodontol 72 (10): 1372-1383, 2001.

11) King GN, Hermann JS, Schoolfield JD, Buser D, Cochran DL: Influence of the size of the microgap on crestal bone levels in non-submerged dental implants: a radiographic study in the canine mandible. J Periodontol 73 (10): 1111-1117, 2002.

12) Fransson C, Lekholm U, Jemt T, Berglundh T: Prevalence of subjects with progressive bone loss at implants. Clin Oral Implants Res 16 (4): 440-446, 2005.

13) Koldsland OC, Scheie AA, Aass AM: Prevalence of peri-implantitis related to severity of the disease with different degrees of bone loss. J Periodontol 81 (2): 231-238, 2010.

14) Roos-Jansåker A-M, Renvert H, Lindahl C, Renvert S: Nine-to fourteen-year followup of implant treatment. Part III: factors associated with peri-implant lesions. J Clin Periodontol 33 (4): 296-301, 2006.

15) Isidor F: Loss of osseointegration caused by occlusal load of oral implants. A clinical and radiographic study in monkeys. Clin Oral Implant Res 7 (2): 143-152, 1996.

16) Isidor F: Histological evaluation of peri-implant bone at implants subjected to occlusal overload or plaque accumulation. Clin Oral Implant Res 8 (1): 1-9, 1997.

17) Quirynen M, Bollen CM, Eyssen H, van Steenberghe D: Microbial penetration along the implant components of the Brånemark system. An in vitro study. Clin Oral Implants Res 5 (4): 239-244, 1994.

18) Applegate OC: THE PARTIAL DENTURE BASE. J Pros Den 5: 811-824, 1955.

19) 藤波和華子, 星合和基, 田中貴信, 山田 恒, 今泉洋子, 重盛登世, 大橋秀也: 磁性アタッチメントを装着して長期に亘り経過観察した一症例. 日磁歯誌 14 (1): 48-52, 2005.

20) 藤本俊輝, 石上友彦, 大谷賢二, 大山哲生, 澤野宗如, 高村昌明, 馬嶋藍子, 片倉祐輔, 蔵田明美, 桜井宏至: キーパー根面板の高さがオーバーデンチャーの支台歯に及ぼす影響. 日磁歯誌 15 (1): 29-34, 2006.

21) 宮下恒太: 顎粘膜の局所被圧変位度と咬合力による義歯床の沈下度とに関する研究. 歯科学報 70 (1): 38-68, 1970.

22) 藤本俊輝: 根面板の設計がオーバーデンチャー装着時の挙動に及ぼす影響 - 三次元有限要素法による力学的解析. 日大歯学 81: 85-99, 2007.

23) 宮下有恒, 嶋村一郎, 岸 正孝: Anchored Overlay Denture における支台装置の配置条件が義歯の変位に及ぼす影響に関する実験的研究. 歯科学報 98 (12): 1189-1218, 1998.

24) Hsu JT, Fuh LJ, Lin DJ, Shen YW, Huang HL: Bone strain and interfacial sliding analyses of platform switching and implant diameter on an immediately loaded implant: experimental and three-dimensional finite element analyses. J Periodontol 80 (7): 1125-1132, 2009.

25) Lazzara RJ, Porter SS: Platform switching: a new concept in implant dentistry for controlling postrestorative crestal bone levels. Int J Periodontics Restorative Dent 26 (1): 9-17, 2006.

26) Maeda Y, Miura J, Taki I, Sogo M: Biomechanical analysis on platform switching: is there any biomechanical rationale? Clin Oral Implants Res 18 (5): 581-584, 2007.

27) Heitz-Mayfield LJ, Darby I, Heitz F, Chen S: Preservation of crestal bone by implant design. A comparative study in minipigs. Clin Oral Implants Res 24 (3): 243-249, 2013.

28) 上田芳男, 濱崎真一, 川畑直嗣, 長岡英一: オーバーデンチャーの支台歯の負担性に対するコーピングの形態の影響. 補綴誌 31: 971-979, 1987.

29) 田中克典: 根面板のデザインの違いが側方力発現に及ぼす影響. 九州歯会誌 49 (6): 461-488, 1995.

30) 黒崎公絵, 右近晋一, 自見 忠, 平安亮造, 福田重久: 荷重下における歯牙および支持組織の応力分布について 第1報 二次元光弾性実験. 補綴誌 17: 104-109, 1973.

31) 片倉祐輔: 根面板上面の傾斜角度の相違がオーバーデンチャーの支台歯に及ぼす影響. 日大歯学 83: 65-75, 2009.

32) Ogawa T: Ultraviolet photofunctionalization of titanium implants. Int J Oral Maxillofac Implant Jan-Feb (1): e95-e102, 2014.

33) 栗澤重樹: イヌ顎骨に適用した Osseointegrated Implant における Fixture 周囲皮質骨による力の支持機構に関する実験的研究. 歯科学報 95 (7): 687-725, 1995.

34) 長岡英一: オーバーデンチャーの支持組織の変化に関する実験的研究 - 咬合力の負担条件の影響 -. 補綴誌 25 (3): 113-130, 1981.

35) 斎藤正博, 家入美香, 沖本公繪, 寺田義博: 根面板についての臨床的研究 - 根面板の歯周組織と overdenture への影響について. 補綴誌 42: 972-980, 1998.

36) 真鍋 顕: アタッチメント義歯の予後に関する臨床的研究 - 支台歯の歯周組織に生じた変化について. 補綴誌 20 (2): 18-33, 1976.

第3章

インプラントパーシャルデンチャーのエビデンスと現在の戦略

Ⅰ　インプラントパーシャルデンチャーのエビデンス（海外、日本での研究）と現在の戦略

Ⅱ　すれ違い咬合一歩手前をIARPDで対応した症例

第3章 I

インプラントパーシャルデンチャーのエビデンス(海外、日本での研究)と現在の戦略

小林 友貴 Tomotaka KOBAYASHI　諸隈 正和 Masakazu MOROKUMA
渋谷 哲勇 Norio SHIBUYA　小林 周央 Norihisa KOBAYASHI

はじめに

　今までのインプラント治療の主流は固定性のインプラント補綴か無歯顎に対する可撤式のインプラントオーバーデンチャー(IOD)であったが、近年インプラントを可撤式パーシャルデンチャー(RPD)と共に用いる治療法が普及してきた。

　現在、日本は超高齢社会に突入している。高齢者数は増加の一途を辿るが、国民の歯科に対する意識の向上もあり、今後は無歯顎症例が減少する反面、部分欠損症例の大幅な増加が予想される。多種多様な部分欠損形態の増加に伴い、インプラントとRPDを併用した治療法の需要はさらに増加していくものと思われる。

　インプラントとRPDを併用した治療法の名称は、Implant-Supported Removable Partial Denture (ISRPD)、Implant-Retained Removable Partial Denture (IRRPD)などさまざまあるが、本稿ではThomasらの「インプラントアシスト」がその役割をよく表していると考え、Implant Assisted Removable Partial Denture (IARPD)の呼称を用いることとした[1]。

　インプラントをRPDと併用する最大の目的は、義歯の動きを極力抑制する、すなわち3次元的な義歯の動きを極力少なく抑えるリジッドサポートとすることにより、結果的に咬合崩壊を食い止めることにある。

　日常臨床において、咬合支持が不足していたり、すれ違い咬合であったり、コンベンショナルのRPD(以下CRPD)ではどうしてもその動きを制御しきれない場合がある。そのようないわゆる難症例において、CRPDに不足した要素を補足し目的の達成を図る、という治療法が本稿で述べるインプラントを用いたRPDである。ここでインプラントに求められていることは主に支持である。加えてインプラント上部構造にアタッチメントを装着することにより維持を求めることもできる。

1 インプラントとRPDの併用およびその種類

　インプラントとRPDを併用した治療法の歴史を辿ってみると、古くは1974年にFieldsらによりRPDにインプラントを用いて遊離端欠損を中間欠損化することを提案した文献が発表されている[2]。この時用いられたのはブレードタイプのインプラントであった。

　IARPDの種類としては、
①天然歯を鉤歯としたRPDの義歯床下にインプラントを埋入して用いるもの
②天然歯もインプラントもテレスコープ義歯の支台として用いるもの
③インプラントの上部構造がクラウンブリッジで、それを鉤歯として用いるもの
が挙げられる(図1)。

　その中でも、インプラント上部構造にクラスプをかけ鉤歯として利用することの是非は不明な点が多い。詳細は第2章のⅢ-1とⅢ-2の項を参照されたいが、インプラントに側方力が加わることから、本法を治療の第一選択としては避ける傾向が強いと推測される。

　IARPDという治療自体は決して新しいものではないが、十分なエビデンスがあるのであろうか。

第3章 インプラントパーシャルデンチャーのエビデンスと現在の戦略

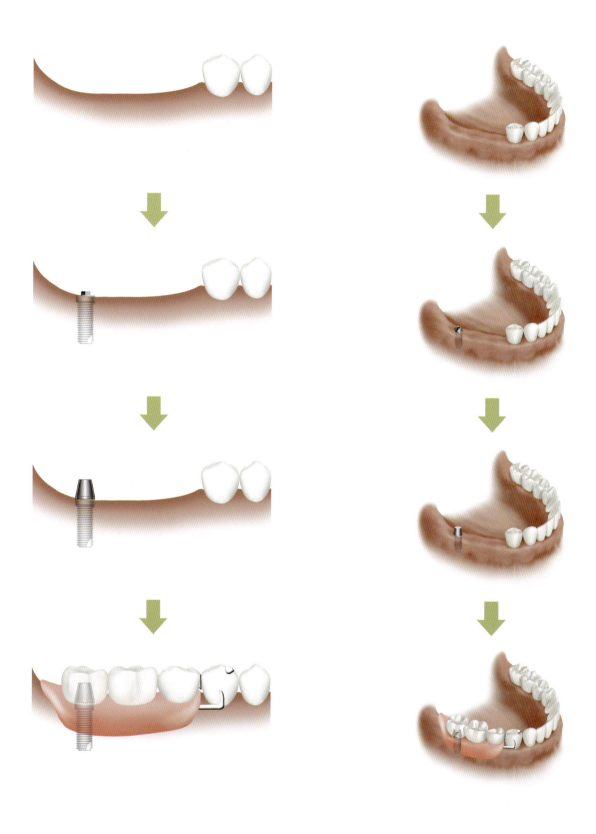

図1-1 天然歯に支台装置をかけて床下にインプラントがある場合

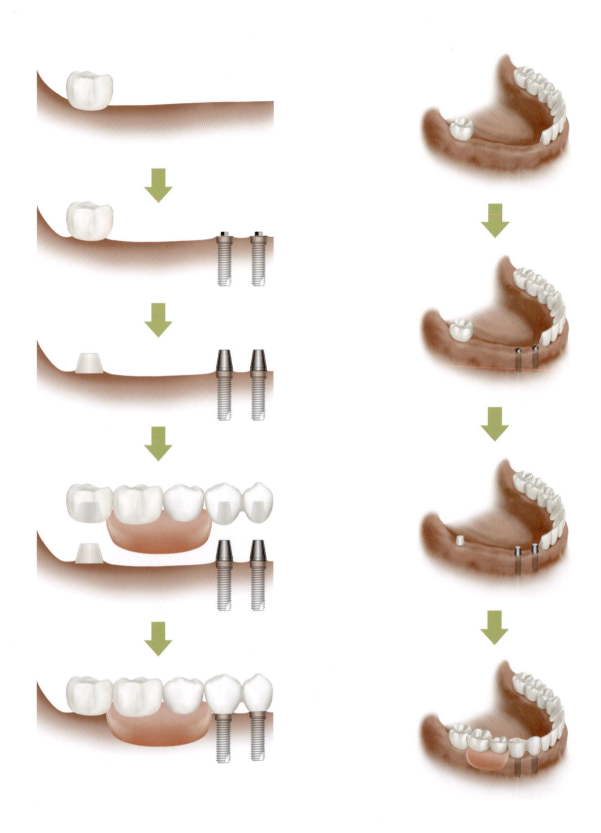

図1-2　天然歯とインプラント、どちらにもテレスコープを用いる場合

第3章 インプラントパーシャルデンチャーのエビデンスと現在の戦略

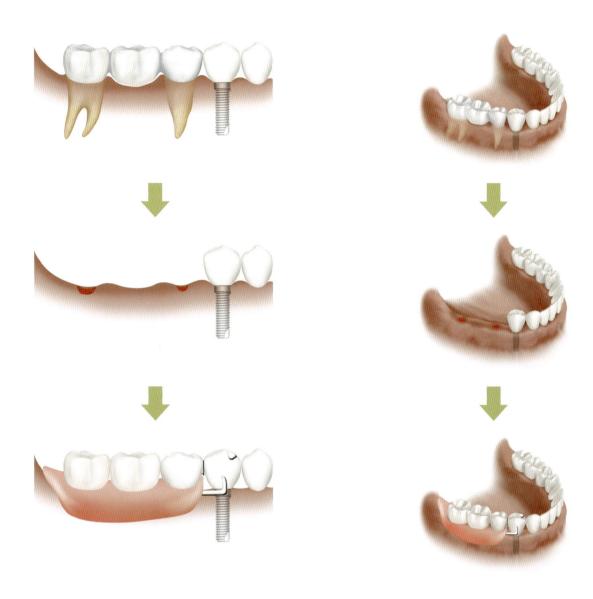

図1-3 インプラントを歯冠修復したものを義歯の鉤歯として用いる場合

インプラントとRPDの併用について述べているレビュー論文は2007年Mijiritskyら[3]、2009年Grossmannら[4]、2010年Shahmiriら[5]、2012年de Freitasら[6]のものがある。下顎遊離端義歯の遠心側にインプラントを埋入し、中間欠損化する目的のIARPDは症例報告数は多いものの臨床的なエビデンスが十分であるとは言い難い。しかし、その手法に関しておおむね共通した概念というものがまとまりつつあると思われるので、私見を含め以下に述べてみたい。

1. 適応症

先述したが、IARPDの最大の目的は義歯の動きを制御することである。換言すれば、義歯の動きが制御できない症例、いわゆるRPDの難症例が主たる適応となる。

具体的な状態としては、
①遊離端欠損（Kennedy クラスⅠ、Ⅱ）
②長い欠損形態（ロングスパンのKennedyクラスⅢ、Ⅳ）
③高度吸収した顎堤
④咬合支持数の低下
⑤予後に不安が残る鉤歯
⑥残存歯の挺出
⑦アンテリアガイダンスの欠落
⑧すれ違い咬合
が挙げられる。

特にすれ違い咬合が進行してしまうとコンビネーションシンドロームとなる危険性が高まり、その後の補綴が最も困難な状態に陥ってしまうので、下顎がKennedy クラスⅠ、Ⅱのすれ違い咬合、またはすれ違い咬合一歩手前のような場合には、積極的にIARPDを選択することが必要だと思われる。

また、臼歯部咬合支持が全くなく前歯部群のみ残存しているような場合は、CRPDを装着しても強固なバーティカルストップの獲得は困難で、前歯の予後に不安が残る。そこで、咬合支持獲得のためにIARPDを選択することが望ましいと考えられる。

咬合関係以外の要因としては、インプラントにかかる過大な力を危惧してMischらはcrown height space（骨頂から咬合平面までの距離、以下CHS）が15mmを超える場合は、固定性のインプラント補綴よりもIARPDが適応ではないかと述べている[1]。

また、ChikunovらはIARPDの適応として以下のことを述べている[7]。
①Fixed Partial Denture（以下FPD）を保持するための十分な本数のインプラントを配置することができない深刻な顎堤吸収を有する患者や、FPDでは十分なリップサポートがえられず義歯床が必要な患者
②サイナスリフト、アンレーボーングラフト、スプリットクレスト等の侵襲性外科手術を拒否、または全身的状態により行えない患者
③CRPDの支台歯として使用することが厳しい失活歯や歯周疾患に問題のある妥協的残存歯、もしくは切歯などのある患者
④総義歯を受け入れない患者において、CRPDの支台歯としては脆弱な歯を維持する必要がある場合
⑤インプラントによる補綴治療の治療期間中に暫間的な補綴として使用する場合

以上のことが適応症として挙げられるが、IARPDの使用法としては、たとえばインプラント適応の典型的な欠損なのでインプラントを埋入する、といった短絡的な考えは避けるべきである。適応に当たっては、まず一口腔単位での診断を行い、補綴設計を立案し、どの部位が脆弱か、どんなトラブルが起きやすいかなどを慎重に検討した上、インプラントに担わせる役割を明確にさせてから治療計画の中にインプラントを組み込む必要がある。

IARPDを行う上で注意すべきは、インプラントさえあれば良好なRPDが製作できるものではないということである。良質なCRPDを製作することが大前提で、それでもなお足りない要素をインプラントが補うという認識を術者は持って治

療計画を立てねばならない。

　また、治療計画の立案に際し考慮しなければならないのは、可撤性パーシャルデンチャーという補綴装置の特異性である。可撤性パーシャルデンチャーには鉤歯が必ず存在し、鉤歯が何かしらの理由で使用不可能になってしまうと、義歯自体の使用が不可能、もしくは著しく機能低下をきたしてしまう。固定性のインプラント補綴においても残存歯の保全はきわめて重要であるが、それにも増してIARPDにおける残存歯（鉤歯）の保護は重要性が高いと考えられる。

2. IARPDにおけるインプラントの安全性

　多くの論文において、インプラント生存率は95〜100％と高い値を示し、RPDとの併用によるリスクの増大は認められない[8〜13]。

　しかし、これは床下にインプラントを組み込むタイプを対象とした報告であり、クラウンブリッジ修復されたインプラントを鉤歯として使用することに関しては不明である。

3. 利点

①患者満足度の向上
②欠損部骨吸収の抑制
③コンビネーションシンドロームの予防策、または対応策としての使用
④咀嚼効率の向上
⑤咬合の安定
⑥義歯の維持力増加
⑦義歯の安定性の向上
⑧インプラントに維持を求める場合、頬側のクラスプの除去による審美性の向上
⑨固定性のインプラント補綴に比較してコストの削減
⑩残存歯の保護

　インプラントを埋入することで残存歯が保護されるか否かについては、テレスコープの支台として用いた場合に限局した内容ではあるが、2011年のKollerらの論文における残存歯の生存率から、インプラントの併用が残存歯の保護に寄与することが示唆された[13,14]。

4. 義歯の設計

　フレーム形態の基本的な設計は天然歯支台のRPDと変わりはなく、強固な大連結子、回転防止の間接支台装置、隣接誘導板、拮抗腕などは必要である。維持腕の簡略化や省略が選択できることもある。

　床の外形に関してはインプラントに維持、把持が期待できる場合は天然歯支台のものと比べ、ある程度小さくすることが可能である[1]。

2　インプラントの配置

　ここではIARPDを計画するにあたり、インプラントを口腔内のどの部位に埋入すればよいか、過去のエビデンスを基に記述していく。

　まず、IARPDはインプラントを用いて義歯の支持・維持を補助することが最大の目的であり、IARPDを計画するにあたって必要となってくる要件や患者が得られるメリットとしては前述（「3. 利点」の項）した通りである[13,14]。

　つまり、義歯にインプラントを応用することで支台歯の負荷が軽減され、かつ義歯の支持向上と維持・安定機能の強化によって、義歯床下の顎堤吸収が抑制される効果が認められている。

　以上の要件を満たすために、Brudvikはインプラントの埋入位置に関して、Kennedyの分類を基に、欠損形態を遊離端欠損（クラスⅠ・Ⅱ）から中間欠損化（クラスⅢ）させ義歯の安定を図るように提案している[15]。

　ここで、Grossmannらが提案したISRPDのガイドライン（表1）の中で、インプラントの埋入位置について注意を払うべき事項を記載する[4]。

①KennedyクラスⅠ・Ⅱに対しては第二大臼歯相当部へ埋入する。
②将来、固定性補綴も想定される症例、遠心の天然歯支台歯が脆弱である症例や、クラスプが審美的に気になる症例。

表1　ISRPDのための臨床ガイドライン

1	インプラントは、遠心遊離端欠損を有する患者の第二大臼歯相当部に埋入する。
2	遠心遊離端欠損に設置されたインプラント支台は、義歯のクラスプに患者が適応できなかった場合や支台歯として適応不可である場合は、将来的に固定性の補綴がオプションとなる。
3	KennedyクラスⅣでは近心に埋入する。
4	やむを得ない場合は径の細いインプラントを選択する。
5	インプラントには弾性のあるアタッチメントを使用する。
6	レストシート・ガイドプレーン等を有する従来のRPDに似たシンプルな義歯設計にする。
7	上顎には強固なメジャーコネクターを使用する。
8	下顎舌側の床縁は、患者さんにとって不快な場合は短くする。
9	機能時に維持装置が外れない。
10	定期的なメインテナンスを欠かさない。

(参考文献4)より改変引用)

③KennedyクラスⅣでは近心よりに埋入すること。
④解剖的制約がある際は、ショートタイプや幅径の小さなインプラントを選択することがある。
⑤下顎の歯槽堤が小さく辺縁が突縁な場合。

次にKennedyの分類に準じて設定した埋入ポジションを紹介する[4,14]。

1. KennedyクラスⅠ

クラスⅢへの変更を目的とし第二大臼歯部へそれぞれ1本ずつ埋入する。可能な限り遠心に埋入することで最大の支持と安定が得られる（図2）。これは上顎と比較して支持機能を獲得しづらい下顎において特に重要となる。しかし、顎堤の幅や高さが不十分だと、下歯槽管との距離など解剖的制約等で、より前方への埋入を余儀なくされる場合がある（図3）。つまり、解剖的制約があり

GBR等のオプションが選択できない場合に、上顎洞近心および下顎の前歯から下顎オトガイ孔の間（小臼歯部の辺り）にインプラントを埋入することとなる。

第二大臼歯相当部へ埋入する中間欠損化と比べると劣るが、粘膜面への荷重の軽減はアタッチメントによって提供され、近心の天然歯支台歯を補助する効果がある。

2. KennedyクラスⅡ

基本的にクラスⅠに準じ、クラスⅢへの移行を目指す（図4）。

3. KennedyクラスⅢ

クラスⅢにおいて欠損歯数が多い場合は、天然歯支台歯数の減少による支持・把持・維持機能の低下と、それに伴う粘膜負担の増加で天然歯支台歯が負担過重になる可能性がある。その際、イン

第3章 インプラントパーシャルデンチャーのエビデンスと現在の戦略

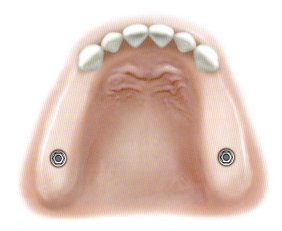
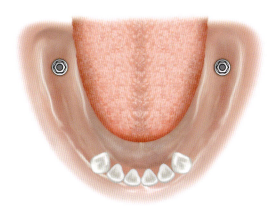

図2　KennedyクラスⅠ
遠心埋入の両側遊離端欠損の場合

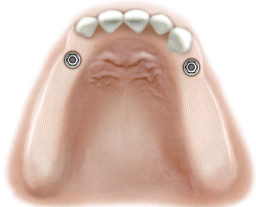
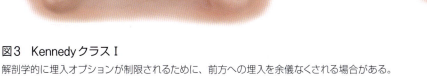

図3　KennedyクラスⅠ
解剖学的に埋入オプションが制限されるために、前方への埋入を余儀なくされる場合がある。

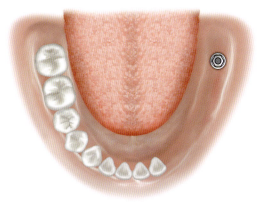
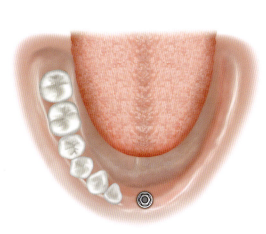

図4　KennedyクラスⅡ
右図のように臼歯部に埋入できないケースでは、欠損の近心側へ埋入することもあるが、切歯への応力緩和にもつながる。

087

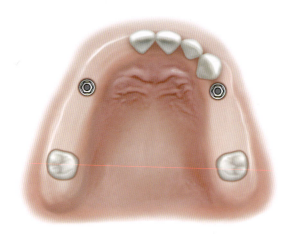

図5 KennedyクラスⅢ
長い中間欠損の場合

プラント支台によるアタッチメントの追加は、生体力学的に天然歯支台歯の負担が軽減されるため、その使用が有効となる（図5）。

4. KennedyクラスⅣ

クラスⅠやⅡとは異なり適切な支持を得るためには近心へインプラントを埋入すべきである（図6）。KennedyクラスⅢと同様に中間欠損であるが、前歯部を含み、さらに、広範囲な欠損様式と考えられ、また、顎堤形態は上下顎ともにU字形態をしているため、単純な中間欠損とは異なる。やはり、積極的にインプラント支台を台形に配置することで、インプラント支持を十分に利用し、力学的に安定した設計とする必要がある。

また、Kaufmannらは欠損形態や補綴装置の種類に合わせたインプラントの配置位置を提唱している[16]。

遊離端欠損症例の場合、インプラントを欠損部の近心、遠心どちらに埋入するかの論議があるが、義歯の挙動を抑えるという目的から考えると、1本のみの埋入である場合は基本的に遠心への埋入が妥当だと考えられる。しかし、画一的に遠心に埋入するのではなく、対合との関係や残存歯数、遊離端であれば最遠心の歯の状態等を考慮し、術者がその症例においてインプラントに求める役割を担うために、最適だと思われる部位に埋入する必要がある。

3 インプラントに与える役割および使用されるアタッチメント

インプラントに支持のみを求めるのか、維持も求めるのかについては、2003年にMitraniらがIARPDで治療した10症例で、支持のみ求めた5症例と、維持も求めた5症例を比較して両者の経過に差がなかったことを報告しており、その症例に応じてどちらも選択することも可能であると思われる[17]が、把持に関しては明確な結論はでていない。

パーシャルデンチャーによる補綴処置は、機能時における支台歯と欠損部顎堤粘膜の被圧変位量や咬合負担能力の差を考慮し、義歯の構成要素を最適化することで十分な機能回復を図ることを目的としている。しかし、遊離端欠損症例における義歯の回転運動は、支台歯間線を中心軸とした直接支台装置及び間接支台装置の数や設定する位置によりコントロールされているが、多数歯欠損症

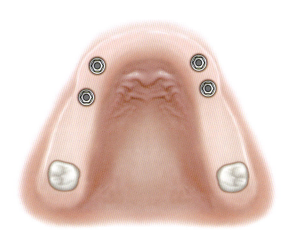

図6　KennedyクラスⅣ
KennedyクラスⅣでは近心埋入が推奨される。

例では回転運動が十分制御できない場合が多い。遊離端欠損症例は、多くの支持機構が混在し、また欠損形態も多様なため、補綴処置を行うにあたってさまざまな要因を検討する必要がある[18]。

インプラントを補助的な咬合支持要素としたIARPDは、支台歯間線を中心軸とした回転運動を制御し、義歯の沈下防止に有効であると報告されており[2,19,20]、義歯の安定にきわめて有用であると考えられる。前項2で述べたようにGrossmanらは、IARPDの臨床的指針として、Kennedyの分類に対応したインプラント埋入位置を提唱している[4]。本項では、IARPDに用いられるいくつかのアタッチメントについて述べ、Grossmanらに準じ、Kennedyの分類、さらには、上下顎ごとに分けた考えを述べる。IARPDにおけるアタッチメントについて論じた論文が少ないため、IODにおけるアタッチメントを比較した論文を複数参照して考察していく。

過去の報告において比較されている代表的なアタッチメントは、ボールアタッチメント、マグネットアタッチメント、バーアタッチメントである。

Naertらは、この3つのアタッチメントを対象に10年間の無作為臨床対照研究を行っており、下顎IODを装着した36名（平均年齢63.7歳）を被験者とし、PI、BOP、アタッチメントレベル、ペリオテスト、骨吸収について、アタッチメント連結後4、12、60、120カ月ごとに測定した[21]。その結果、3種間において、すべての項目で有意差がないと報告している。

Van Kampenらは、IODにおいて18名を被験者としてバーアタッチメント、ボールアタッチメント、マグネットアタッチメントの維持装置を3カ月ごとに変更し、in vivoでの維持力について報告している[22]。マグネットアタッチメントの維持力は、バーアタッチメントやボールアタッチメントに比べて小さかった。しかしその反面、3カ月という短い期間においてもバーアタッチメントやボールアタッチメントでは、維持力の減少が認められたが、マグネットアタッチメントは維持力が減少しなかった。

さらに、マグネットアタッチメントの維持力は、水平方向ではほとんどなくなることから、マグネットアタッチメント自体に高さを付与しない場合、把持効果は期待できない[23]。

Davisらは、IODにおいてボールアタッチメント13名、マグネットアタッチメント12名を被験者とし、装着5年後における義歯の満足度についての研究を行っている。その結果、マグネットア

タッチメントを装着したグループでは、満足度および咀嚼能率がボールアタッチメントを装着したグループに比べ、劣っていたと述べている[24]。

Naertらは、被験者36名を対象にバータイプ、Oリングアタッチメント、マグネットアタッチメントによる下顎IOD装着5年後における義歯の満足度についての研究を行い、マグネットアタッチメント装着グループはもっとも低い維持力を示し、その大多数がより維持力の強い維持装置を望んでいると述べている[25]。しかし、Burnsらは、17名を被験者とし、下顎IODを対象としたクロスオーバー研究を行い、O-リングアタッチメントはマグネットアタッチメントに比べ、義歯の維持、安定に関して有意に優れているとしている[26]。

以上のように、これまでのIODにおける海外論文において、マグネットアタッチメントの評価は低いことがわかる。しかしながら、これら海外論文で用いられているマグネットアタッチメントは海外製のものであると推察され、これらの研究結果が日本製のマグネットアタッチメントに同様にあてはまるものではない。

野口らは、海外製の5種のマグネットアタッチメントについて、形態、磁気回路、形状寸法、吸引力、構成部材に関して比較検討した。その結果海外製のマグネットアタッチメントは、日本製のマグネットアタッチメントと比較して、吸引力が弱く、容積が大きく、さらには腐食しやすいと述べている[27]。

また、高田らは、海外製マグネットアタッチメントを構成する材料と内部構造を明らかにし、日本製の歯科用マグネットアタッチメントの有意性を明らかにしている[28]。

海外製の旧マグネットアタッチメントの研究では、摩耗と腐食のために交換が多く報告されていたが、現在の高性能マグネットは最新レーザー溶接によるハウジングを用いており、優れた耐久性と維持力があるとしている[29]。Ceruti Pらによる高性能磁性アタッチメントを用いた研究において、ボールまたはバーによるIODを数年使用していた患者17名に対して、マグネットを使用して患者満足度を評価しており、最初の1年間で有意な上昇を認めた[30]。

IODにおけるアタッチメントは、維持機能を主体としたものであり、IARPDに用いられるアタッチメントは、支持機能を主体と考えるべきである。そういった点で、マグネットアタッチメントは支持機能、維持機能をそなえた優れたアタッチメントであると考えられる[31]。

しかし、マグネットアタッチメントは、キーパーによるMRI撮像時に生じるアーチファクトが挙げられ、これが原因でMR画像が歪んだり、黒く抜けたりすることにより読影が困難になることがある。このアーチファクトは、キーパーの磁化率の違いにより生じるものであり、キーパーからの距離が遠くなるほど磁場の乱れは少なく、アーチファクトも小さくなる。したがって、アーチファクトが生じるのはキーパー近辺の口腔内または頭頸部であり、胸部、腹部、脚部などはキーパーの影響をまず受けない。

現在、日本磁気歯科学会のガイドラインによると、キーパーを中心として径4〜8cmの範囲でMR画像に歪みが生じるといわれている[32,33]。臨床的には、脳幹部への影響はほとんどなく、医科的緊急時におけるMRI検査は問題ない。ただし、顎関節部はキーパー設置部位によっては影響を受けることがあり、口腔内近辺の舌、唾液腺、副鼻腔等は読影不可能というのが提唱されている。

近年、日本においてロケーターアタッチメントの商品化とともに、臨床応用が広く普及してきている。2001年にアメリカのZEST ANCHORS社が販売したロケーターアタッチメントシステムは、簡便な操作性、維持力の選択の幅、クリアランス等の条件により、アメリカでは、アタッチメントの第一選択となりつつある。ロケーターアタッチメントは、維持力が低下するまでの時間が長く、60,000回の着脱（10年間の使用）に耐ええるといわれている[34]。維持力が低下した場合でも、Locator-Core Toolを用い、Retentive Nylon Maleの着脱が容易で、特にハウジングの除去、再セットは必要ない[35,36]。

Sirmahanらは、IODにおける臨床後追い研究で、41.17カ月の期間内で、ボール、バー、およびロケーターアタッチメントにおいて、ロケーターアタッチメントが3種間において最も壊れにくく、さらにはボールアタッチメントとの間には統計学的に有意差があったと報告している（表2）[37]。

ロケーターアタッチメントは、フィメール部にナイロン製樹脂が介在するため、支持としては緩圧作用が期待できる。反面、ボールアタッチメントは垂直方向への力に対し抵抗しにくく、支持としての使用には不向きであると考えられる。

4 Kennedy分類におけるアタッチメントの考察

1. Kennedy クラスⅠ

遊離端欠損部最遠心にインプラントを単独埋入することで、CRPDにおける歯根膜-粘膜支持であったものが、歯根膜-インプラント支持となることにより、義歯の挙動を劇的に減少させることができる。この考えに基づいてIARPDの有用性を論じた論文がいくつか認められる[38,39]。

代表的な難症例である下顎両側遊離端欠損症例において、インプラント支持を応用することはきわめて有効と考えられる。この際、インプラント支台に最も求められるのは、支持機能、把持機能、維持機能の順であり、CRPDに準ずる。

また、アタッチメントを使用せず、ヒーリングアバットメントのみでも十分支持機能は得られる。把持機能に関しては、アバットメントの高さを与えればおのずと発揮されるが、インプラント体への過度な側方力が伝わる可能性は否めない。

Brudvikらは、自身の成書において、ドーム状

表2 IODにおけるアタッチメント別のトラブル

合併症	ボールグループ N=19	バーグループ N=9	ロケーターグループ N=8
取付部品の交換	3	3	0
義歯破折	2	1	0
インプラントのロスト	4	1	0
アタッチメントの活性化	0	1	0
Hygiene の問題	1	0	0
粘膜の増大	3	0	0
アタッチメントの破折	0	1	0
インプラント周囲炎	1	0	0

（参考文献37）より改変引用）

のコーピングを用いることで、十分な支持および把持効果を期待でき、インプラント体に対して過度な側方力を減じることができるとしている[40]。以上より、IARPDにおけるインプラント支台の目的は、あくまで支持であると考えられる。また、IODのように、複数のインプラント間を連結するようなバータイプアタッチメントは不向きであるため、選択肢としては単独で用いるアタッチメントが推奨される。

ボールアタッチメントは、維持主体のアタッチメントであり、支持機能をあまり期待できない。その点、マグネットアタッチメントは支持機能と維持機能の両方を得ることが可能であり、IARPDにおいては有効なアタッチメントと考えられる[31]。

上顎においては、基本的には下顎に準じ、支持機能主体であるが、下顎に比べ、維持機能も考慮せねばならない。よって、マグネットアタッチメントを第一選択とし、第二選択としてロケーターアタッチメントとするのが支持機能、維持機能の回復には有効と考えられる。

2. Kennedy クラスⅡ

考え方はクラスⅠに準じ、広範囲に歯牙欠損を認める場合、IARPDは有効である。

片側遊離端の際に単一のインプラント埋入によってKennedy分類の単純化をはかり、維持安定を向上させることができる。

下顎においては、下顎KennedyクラスⅠと同様に、ヒーリングアバットメントのみ、もしくは、マグネットアタッチメントが有効であると考えられる。

上顎においても、KennedyクラスⅠと同様に、マグネットアタッチメントもしくは、ロケーターアタッチメントとするのが支持機能、維持機能の回復には有効と考えられる。

または、残存歯の骨植が良好で、臼歯部における咬合支持の能力が認められ、かつ筋力のコントロールができる場合のみ、ショートデンタルアーチも考慮する必要がある[41]。

3. Kennedy クラスⅢ

基本的には、固定性インプラント補綴の適応となるが、歯牙欠損が広範囲の時、もしくは、すでに埋入されているインプラントを再利用する際など、限局的な用途となる。

Grossmanらによれば、支台歯に近接した位置にインプラントが埋入してあれば、維持機能を十分に付与したアタッチメントを設置することにより、審美的な設計とすることができると報告している[4]。

中間欠損の場合、支持機能は遊離端欠損に比較して期待することができ、さらにインプラント支持を付与することができれば、支持機能の十分な義歯が製作可能である。

上下顎において、欠損歯数、インプラント埋入位置および埋入本数も考慮すべきであるが、上記の通り、Ⅰ級、Ⅱ級に比較して十分な支持機能を得ることが可能な欠損様式であるため、マグネットアタッチメント、ロケーターアタッチメントに加え、維持機能主体のボールアタッチメントの使用も考慮できると考えられる。しかし、インプラント支台に把持機能も期待するのであれば、ボールアタッチメントは不利であると考えられ、適用に当たっては十分注意する必要があると考えられる。

4. Kennedy クラスⅣ

中心線をまたぐ欠損に対してリップサポートは義歯床によって回復する設計となり、審美面の回復が容易で、クラスⅣのIARPDでは維持クラスプや複雑な義歯設計は不必要である[4]。

上下顎において、欠損歯数、インプラント埋入位置および埋入本数も考慮すべきであるが、十分な支持機能を得ることを第一選択とし、マグネットアタッチメント、ロケーターアタッチメントまたは、複数のインプラント配置が可能で、回転を許容しないバータイプのアタッチメントが選択できると考えられる[4]。

以上、KennedyクラスⅠ分類別にみたIARPDの

アタッチメントの選択について述べてきたが、実際の臨床においては、補綴スペース（crown height space、以下CHS）の問題により、理想的なアタッチメントを選択できない場合がある。インプラント固定性補綴装置の場合、骨レベルから咬合面までの距離が最小8mmは必要といわれている[42,43]。

これに対して、バーアタッチメントの場合は理想的に12mm、最低でも8.5mmは必要となる[42〜44]。ボールアタッチメントの場合は、アタッチメントの種類により異なるが、10〜13mmは必要となる。Carpentieriらは、最低でも7mmは必要と述べている[45]。また、ロケーターアタッチメントを用いた場合、4.5mmでも可能と述べている[43]。なお、ボールアタッチメントよりもマグネットアタッチメントの方がCHSは小さい。また、インプラントタイプによりCHSも異なり、エクスターナルタイプに比べ、インターナルタイプの方がCHSは小さい。よってアタッチメントを選択する場合、CHSの確認は必須である。

5　インプラントの埋入方向

機能時の義歯の動きや毎日の着脱時に加わる力がインプラントに悪影響にならないように、義歯の着脱方向と平行に埋入する[7]。

ただし垂直的な骨量が不足している場合は、低侵襲というIARPDのメリットを考慮し、既存骨に埋入可能な方向に埋入しても構わない[4]。

以上のような報告が挙げられる一方、不明な点も未だ多くそれらを以下に挙げる。
① 各欠損状態によって推奨されるインプラントの埋入本数
② 選択するインプラントの径、長さ
　径が細く、長さが短いインプラントを用いることができると述べている論文もあるが明確なエビデンスには至っていない。
③ インプラントへの荷重の時期
④ 印象採得の方法

インプラント、天然歯、粘膜と、それぞれ被圧変位量が異なるものに対してどのように印象を採っていくのか
⑤ 咬合面の素材

インプラントが支持、維持として働き、咀嚼効率が向上することで咬合面の過度な摩耗が予想される。そのため、IARPDにおける人工歯には対磨耗性に優れていることや容易に交換できることが求められるが、明確に推奨されている素材はない。

6　IARPDを選択する判断基準

IARPDの治療計画を立案する時期としては
① RPD製作時に計画に入れてあらかじめインプラントを埋入する場合
② 実際にRPDを運用してから判断してインプラントを追加する場合
③ 固定性インプラント補綴後のリカバリーで上部構造を変更してIARPDにする場合
④ 固定性インプラント補綴治療途中で暫間的にIARPDを使用する場合
の4通りが考えられる。

①の場合に考慮すべき点としては、欠損形態、咬合状態、残存歯の状態、欠損部顎堤の骨吸収の度合い、患者の咬合力の強さ、年齢、費用が挙げられる。

②の場合に考慮するべき点としては、患者満足度、鉤歯の動揺度の増加の有無、欠損部顎堤の骨吸収の増加などが挙げられるが、明確な基準というものは無く術者の判断にゆだねられる。②に関しては不可逆的な環境の悪化が生じる前に手を打たねばならないので、メインテナンスごとに慎重にチェックする必要がある。

参考文献

1) Schneid TR and Mattie PA : Implant-Assisted Removable Partial Dentures. 259-277, *In* Stewart's clinical removable partial prosthodontics. Phoenix RD, Cagna DR, DeFreest CF (eds.), 4th ed. Quintessence Publishing Co, Inc, Hanover Park IL, 2008.
2) Fields H, Campfield RW: Removable partial prosthesis partially supported by an endosseous blade implant. J Prosthet Dent 31 (3): 273–278, 1974.
3) Mijiritsky E: Implants in conjunction with removable partial dentures: a literature review. Implant Dent 16 (2): 146-154, 2007.
4) Grossmann Y, Nissan J, and Levin L: Clinical Effectiveness of Implant-Supported Removable Partial Dentures—A Review of the Literature and Retrospective Case Evaluation. J Oral Maxillofac Surg 67: 1941-1946, 2009.
5) Shahmiri RA: Mandibular Kennedy Class 1 implant-tooth-borne removable partial denture: a systematic review. J Oral Rehabil 37: 225-234, 2010.
6) de Freitas RF: Mandibular implant-supported removable partial denture with distal extension:a systematic review. J Oral Rehabil 39 (10): 791-798, 2012.
7) Chikunov I, Doan P & Vahidi F: Implant-retained partial overdenture with resilient attachments. J Prosthodont 17 (2): 141-148, 2008.
8) van Steenberghe D et al: Applicability of osseointegrated oral implants in the rehabilitation of partial edentulism: a prospective multicenter study on 558 fixtures. Int J Oral Maxillofac Implants 1:39-46, 1986.
9) Sullivan DY: Prosthetic considerations for the utilization of osseointegrated fixtures in the partially edentulous arch. Int J Oral Maxillofac Implants 1:39-46, 1986.
10) Eckert SE, Wollan PC: Retrospective review of 1170 endosseous implants placed in partially edentulous jaws. J Prosthet Dent 79: 415-421, 1998.
11) Lekholm U et al: Survival of branemark implant in partially edentulous jaws: a 10-year prospective multicenter study. Int J Oral Maxillofac Implants 14: 639-645, 1999.
12) Krennmair G et al: Dental implants as strategic supplementary abutments for implant-tooth-supported telescopic crown-retained maxillary dentures: a retrospective follow-up study for up to 9 years. Int J Prosthodont 20: 617-622, 2007.
13) Koller B: Survival rates of teeth, implants, and double crown-retained removable dental prostheses; a systematic literature review. Int J Prosthodont 24 (2): 109-117, 2011.
14) Shahmiri RA, Atieh MA: Review Article Mandibular Kennedy Class I implant-tooth-borne removable partial denture: a systematic review. J Oral Rehabil 37: 225-234, 2010.
15) Brudvik JS: Implants and removable partial dentures. 153-159, *In* Advanced removable partial dentures. Brudvick JS (ed.), Quitnessence Publishing Co Chicago, 1999.
16) Kaufmann R: Removable dentures with implant support in strategic positions followed for up to 8years. Int J Prosthodont 22 (3): 233-241, 2009.
17) Mitrani R: Posterior implants for distal extension removable prostheses: a retrospective study. Int Periodontics Restorative Dent 23 (4): 353-359, 2003.
18) 鷹岡竜一:それでもパーシャルデンチャーを選択するとき．日補綴会誌 4: 170-177, 2012.
19) Keltjens HMAM, Käyser AF, Hertel R, Battistuzzi PGFCM: Distal extension removable partial dentures supported by implants and residual teeth: Considerations and case reports. Int J Oral Maxillofac Implants 8: 208-213, 1993.
20) Halterman SM, Rivers JA, Keith JD, Nelson DR (1999) Implant support for removable partial overdentures: A case report. Implant Dentistry 8, 74-78.
21) Naert I, Alsaadi G, van Steenberge D, Quirynen M: A10-year randomized clinical trial on the influence of splinted and unsplinted oral implants retaining mandibular overdentures : peri-implant outcome. Int J Oral Maxillofac Implants19 (5): 695-702, 2004.
22) van Kampen F, Cune M, van der Bilt A, Bosman F: Retention and post insertion maintenance of bar-clip, ball and magnet attachments in mandibular implant overdenture treatment: an in vivo comparison after 3 months of function. Clin Oral Implants Res14 (6): 720-726, 2003.
23) 前田芳信：磁性アタッチメントの臨床応用においての注意点. 38, *In* マグネットを用いたインプラントの臨床. Walmsley AD, 前田芳信 (編), クインテッセンス出版, 東京, 2005.
24) Davis DM, Packer ME: Mandibular overdentures stabilized by Astra Tech implants with either ball attachments or magnets: 5-year results. Int J Prosthodont12 (3): 222-229, 1999.
25) Naert I, Gizani S, Vuylsteke M, Van Steenberghe D: A 5-year prospective randomized clinical trial on the influence of splinted and unsplinted oral implants retaining a mandibular overdenture: prosthetic aspects and patient satisfaction. J Oral Rehabil 26 (3): 195-202, 1999.
26) Burns DR, Unger JW, Elswick RK, Beck DA: Prospective clinical evaluation of mandibular implant overdentures : Part 1- Retention, stability, and tissue response. J Prosthet Dent73 (4): 354-363, 1995.
27) Noguchi K, Mizutani H, Ai M: Investigation of Foreign-made Dental Magnetic Attachments. The Journal of the Japanese Society of Magnetic Applications in Dentistry 4 (1): 37-47, 1995.
28) Takada Y et al: Materials and internal structures of foreign- made dental magnetic attachments. The Journal of the Japanese Society of Magnetic Applications in Dentistry 22 (1): 96-102, 2013.
29) 田中譲二：インプラントオーバーデンチャーの基本と臨床　磁性アタッチメントを中心に．医歯薬出版, 東京, 2012.
30) Ceruti P, Bryant SR, Lee JH, MacEntee MI: Magnet-retained implant-supported overdentures: review and 1-year clinical report. J Can Dent Assoc 76: a52, 2010.
31) 亀田行雄：これからの義歯治療とインプラントオーバーデンチャー．デンタルダイヤモンド社, 東京, 2012.
32) 長谷川みかげ：MR撮像時における磁性アタッチメントの影響－MR撮像時の安全基準マニュアルの作成にむけて．日本磁気歯科学会第20回学術大会抄録, 14-14, 2010.
33) 水谷 紘：磁性アタッチメントとMRIアーチファクト-日本磁気歯科学会における論文レビューを中心に．(原著論文特集／MR撮像時における磁性アタッチメントの影響-MR撮像時の安全基準マニュアルの作成に向けて)．日磁歯誌, 20 (1): 11-21, 2011.
34) Schneider AL et al: Bar overdentures utilizing the locator attachment. Gen Dent 49: 210-214, 2001.
35) Vogel RC: Implant overdenture: a new standard of care for edentulous patients current concepts and techniques. Compend Contin Educ Dent 29 (5):270-276, 277-278, 2008.
36) Pavlatos J: The root-supported overdenture using the Locator overdenture attachment. Gen Dent 50 (5): 448-453, 454-455, 2002.
37) Cakarer S, Can T, Yaltirik M, Keskin C: Complications associated with the ball, bar and Locator attachments for implant-supported overdentures. Med Oral Patol Cir Bucal 1; 16 (7): e953-959, 2011.
38) 内田天童：片側遊離端部分床型オーバーデンチャー症例におけるインプラント支台装置の応用-有限要素法による検討．日大歯学　87 (1): 33-41, 2013.
39) Cunha L D: Evaluation of the influence of location of osseointegrated implants associated with mandibular removable partial dentures. Implant Dent 17 (3): 278-287, 2008.
40) Brudvik JS: Advanced Removable Partial Dentures. Quitnessence Publishing Co, Chicago, 1999.
41) Kayser AF: Short dental arches and oral function. J Oral Rehabil 8(5)

: 457-462, 1981.
42) Misch CE: The edentulous mandible. An organized approach to implant-supported overdentures. 293-313, In Contemporary implant dentistry (3rd ed.), Mosby, St.Louis, 2008.
43) Misch CE et al: Consensus conference panel report : crown- height space guidelines for implant dentistry- part 1. Implant Dent 14 (4): 312-318, 2005.
44) Philips K et al: Space requirements for implant-retained bar-and-clip overdentures. Compend Contin Educ Dent 22 (6): 516, 518, 520, 522, 2001.
45) Carpentieri JR et al: Prosthetic guidelines. 43-70, *In* The mandibular two-implant overdenture: First-choice standard of care for the edentulous denture patient. Montage Media 2007.

第3章 II

すれ違い咬合一歩手前をIARPDで対応した症例

川口 裕之　Hiroyuki KAWAGUCHI

はじめに

　患者は49歳男性。口腔内診査の結果う蝕と歯周炎が進行し、多数の歯が保存不可能であった。咬合崩壊が急速に進行しており顎機能障害とともにブラキシズムとの関連が疑われた症例である。治療計画としては初期治療においてスプリント療法、治療用義歯、プロビジョナルレストレーション等を活用することとし、スムーズな顎運動ができる口腔内環境を治療目標とした。治療と並行して、患者には筋のストレッチ、下顎のリラクゼーション、姿勢等についても指導した。

　このような症例では、治療を進めていくなかで顎機能障害を改善し、ブラキシズムへの対応が治療経過を左右するといっても過言ではない。そこで、これらの過程より得られたさまざまな患者情報を踏まえて再評価し、補綴装置の設計を行った。本症例では下顎の長い遊離端欠損部に2本のインプラントを埋入しIARPDを装着した。IARPDを設計する際の要諦は、義歯で鉤歯を揺すらないというパーシャルデンチャーの基本原則を順守することである。また、本症例においてはインプラントを埋入することで義歯沈下への対応が可能となり、咬合支持が確立できた。さらにマグネットの応用により、義歯の脱離に対する維持機能を付加することができた。

　本稿は術後2年という短期の報告で、今後患者との信頼関係に基づいた長期にわたる経過観察が必要であることはもちろんだが、すれ違い咬合一歩手前という大きな欠損部を有する本症例のような場合でも、IARPDは患者満足度の高い対応法であることを経験した。

1　症例の概要～治療計画まで

1. 症例の概要（図1～4）

患者：49歳　男性（会社員）

初診：2006年12月

主訴：上顎前歯に歯を入れたい。後に全体的な治療を希望

特記事項：特記事項なし

生活習慣：非喫煙者

2. 口腔内診査から導き出された臨床推論

　う蝕が広範囲に進行し残根状態で多数の歯が保存不可能であった。歯周ポケット4～7mm、出血、排膿が全顎的に認められ歯周炎も進行していた（図2）。パノラマエックス線写真の所見から下顎骨の解剖学的形態に顕著な左右差があり、アンバランスな力の関与が推察された（図3）。

　現在の自覚症状では、起床時の咬みしめがある。過去には、幼少時高所から転落し、左頬を強打したため、顎の位置がずれたように感じたことがあるとのことである。その後、口が開けにくくなり、あくびをする時など最大開口運動の際に右側の顎関節部よりカクカク音がしていたという。

　顎運動障害、顎関節雑音等、顎機能障害を伴い、口腔周囲筋の緊張、圧痛が認められた。治療の際にも、口唇周辺筋の緊張による圧を強く感じた。これはクレンチングの特徴である。患者の年齢を考えると、咬合崩壊が急速に進行しておりこれらの顎機能障害とともにブラキシズムとの関連が疑われた。

第3章 インプラントパーシャルデンチャーのエビデンスと現在の戦略

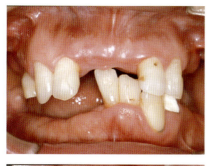
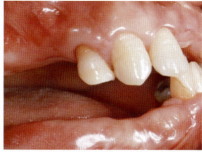
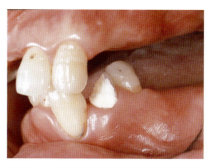
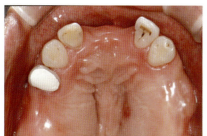
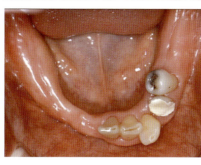

図1a-e　歯周基本治療中の口腔内写真

a | b | c
d | e

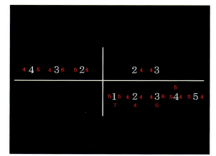

図2　初診時歯周組織検査

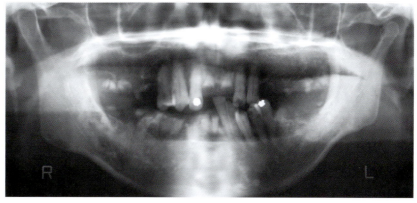

図3
初診時。このパノラマエックス線写真から、全顎的なう蝕と重度の歯周組織破壊が進行している像が認められる。

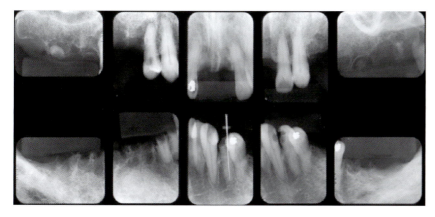

図4
歯周基本治療中の
デンタルエックス線写真

097

3. 臨床診断

う蝕、歯周病、ブラキシズムをはじめとするアンバランスな力の関与という多元的な要因に基づく咬合崩壊。

4. 治療計画

さまざまな要因によって現在の咬合崩壊が招来したと考えられることから、次のような「診断的」要素を持った治療計画を立て、最終補綴へと至る臨床的道筋を組み立てた。

保存不可能な歯：

8 7 6 5		1	1		4 5 6 7 8
8 7 6 5 4 3 2 1					6 7 8

保存可能か判断しにくい歯：4|

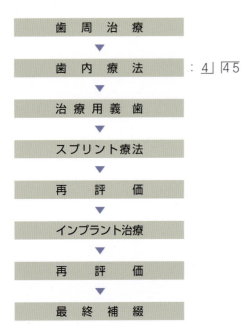

2 初期治療

歯周基本治療中に、保存不可能な歯の抜歯、治療用義歯による咀嚼の回復を見計らいながら2007年4月より4|の歯内療法を開始した。

1. 4|の歯内療法（図5）

エックス線写真所見で歯髄に達するう蝕と遠心部周囲骨に根尖にまで及ぶ透過像が認められた。頬側のフィステル（瘻孔）より排膿があり、歯髄反応は（−）であった。近心5mm、遠心4mmのポケットがあり、動揺度はM1でエンド由来と考えられた。そこで歯内療法を優先し感染根管処置を開始したところ、根管内からも排膿が認められた。

このようなケースでは、早期のルートプレーニングは歯根膜を傷つけてしまう恐れがあるため、控えなければならない。また、咬合痛や炎症反応により歯が挺出し早期接触を引き起こしている場合には、患者はその歯を避けて咬合、咀嚼を行うと考えられ、下顎の偏位や不安定の原因となる。したがって根管内に問題があると判断した場合は、全顎治療を進める前に歯内療法によってこの問題を解決しておかなければならない。

2. 最初の治療用義歯（図6a）

治療用義歯は、嘔吐反射を防ぐとともに舌房の空間を広くとることを考慮し、咬合高径を高く、無口蓋にする設計で製作した。治療用義歯を装着させて実際に使用させたところ、術前より咀嚼できるようになり、開口量が増した。しかし、前歯部にファセットが認められ、破折を繰り返した。このことで患者は前噛みであることが推察された。

歯内療法中の4|の治癒促進と自然挺出を期待し、咬合力が直接かからないように治療用義歯のクラスプ部をオーバーデンチャータイプに変更した。

3. 下顎運動をビデオ撮影

開閉口運動、タッピング運動、側方運動、前方運動を観察すると、最大開口からの閉口運動時、

咬合接触する直前のスピードが遅くなり、どこで噛んでよいのかためらっている様子であった。咬合接触する少し前に下顎の偏位も認められた。また、咬頭嵌合位から開口する際にも偏位が見られた。咬頭嵌合位から最大開口位に至るまでの下顎頭の動きに左右差が認められた。さらに側方運動はスムーズな運動ができず、口唇部と頭位の動きのほうが目立った。健常者では通常、側方運動、前方運動時の口唇部の動きは少ない。

4. 顎機能障害への対応[1]

本症例はう蝕と歯周病が原因で欠損歯列となり咬合崩壊に至ったため、顎運動に問題を抱えている。咬合関連筋を触診すると、開口筋である舌骨上筋の顎二腹筋後腹や、左側の胸鎖乳突筋に圧痛があり、パラファンクションがその病態を増悪させていることが推察された。

治療は筋の過緊張を解きほぐし、スプリントを用いて顎運動の修正ができるか探りながら進めた。咬合調整と治療用義歯を修正し、試行錯誤を繰り返し下顎位を模索した。その後、上顎残存歯に内冠のテンポラリーレストレーションを装着し、治療用義歯はスプリントをかねたオーバーデンチャーに変更した（図6b）。

患者の年齢を考慮すると不自由なく何でも食べられなければならない。そのためには治療と併行して、スプリント療法、筋のストレッチを行った。左の肩がいつも下がっていたため姿勢についても指導した。また、患者は日中のクレンチング習癖についても自覚があったので、下顎のリラクゼーションに関するアドバイスを行った。

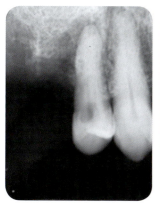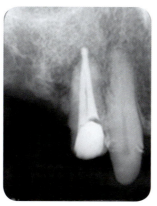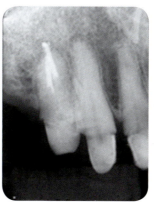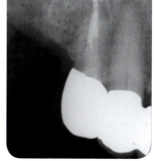

図5 a～d ４|への歯内療法の治療経過　　　　　　　　　　　a：2007.4 ｜ b：2008.5 ｜ c：2010.5 ｜ d：2012.5

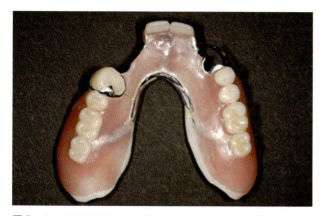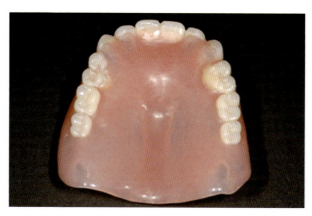

図6 a,b　治療用義歯をオーバーデンチャータイプに変更。　　　　a：1回目 ｜ b：2回目

5. MTM（図7・8）

　咀嚼時、歯根膜の感圧機構（メカノレセプター）に伝わった力は三叉神経を経由して脳に伝わる。すなわち、歯根膜の圧受容器で咬合力を察知しながら顎は機能していくといわれている。３┃は低位唇側転位のため、MTMによりレベリングを行い、残存歯すべてが咬合に参加し機能するよう目指した。

　┃１２３４５はダイレクトボンディングシステム（ストレートワイヤー法）で歯の排列を行った。できるだけ弱い力で矯正するためワイヤーは0.014inch、NiTi、ラウンドワイヤーを使用した。┃５の舌側傾斜を改善するため、┃５の頰側咬頭と上顎義歯の┃４５口蓋側にレジンを盛り、咬合力により┃５をup rightさせた。

　３┃レベリングの際、プラークコントロールしやすいように歯頸ラインを揃えるか、歯髄保存のため、挺出を途中で止めるか悩まされた。本症例は歯髄保存を優先した。

　ストレートワイヤー法によるMTM終了後、この時点で安定した顎位（仮の下顎位）で上顎にテンポラリークラウンを装着した（図9）。

　下顎の支台歯形成時、モジュールを用いて根近接の改善とパワーチェーンで歯軸の修正を図った。┃１２３４５の補綴装置は咬合力に耐えられることを意図して歯軸が平行になるよう連結し、また、┃１２３の歯髄の保存に努めた（図13・14）。

6. 前噛みから奥噛みへ

　前歯部にのみ残存歯があり臼歯部の咬合支持を喪失したため、前噛み傾向になることが懸念された。そこで治療用義歯を装着して咬合の回復を図ったが、前噛み傾向は改善されなかったため、下顎右側遊離端欠損部にインプラントを埋入し、奥噛みとなるよう治療計画を立てた。この際、患者から

①インプラントを埋入することで前歯部にクラスプがないほうがよい
②下顎の治療用義歯がはずれやすいため改善してほしい
③不自由なく食事が摂りたい

などの要望があった。

3　インプラント埋入

1. 術前診査

　下顎へのインプラント埋入手術の際、解剖学的注意事項として

①下歯槽管の走行と位置
②オトガイ孔の位置

などが挙げられる。オトガイ孔の近遠心的位置は第二小臼歯の直下がもっとも多く（約70％）、時にはその前後に位置する[2]。下顎小臼歯部にインプラントを埋入する際、オトガイ孔より前方の屈曲する部分（下歯槽管前方ループ）、および下顎口腔前庭粘膜下を走行するオトガイ神経下唇枝を損傷すると下唇やオトガイ部に知覚麻痺が出現するリスクが大きい[3]。したがって、術前に必ず診断用テンプレートを用いてエックス線写真撮影（デンタル・パノラマ・CT）し、解剖学的位置関係を確認した上で慎重に施術しなければならない（図10）。

　ドリリング時や粘膜の切開・剥離時にもオトガイ神経を損傷しないよう、細心の注意が必要である。特に、下顎犬歯部の口腔前庭で行う減張切開や縦切開は慎重の上にも慎重を期して行わなければならない。

2. インプラントの埋入位置の決定

　Keltjensら[4]は、パーシャルデンチャーの垂直支持として用いるインプラントの場合、固定性修復物を支持するインプラントよりも径が小さく、短いインプラントの使用が可能であると述べている。本症例では将来インプラント周囲炎になった際、リカバリーや再埋入を想定し遠心部で骨量の豊富な部位、また患者の維持力に対する要望があり、咀嚼頻度の多い小臼歯部を計画した。┃７は下歯槽管までの距離が12.0mmであったため、埋入位置は、６４┃とした。

第3章 インプラントパーシャルデンチャーのエビデンスと現在の戦略

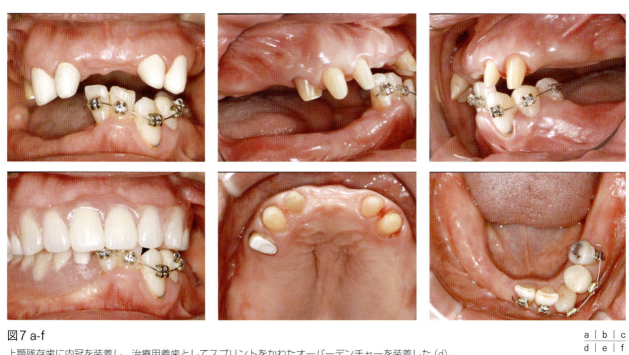

図7 a-f
上顎残存歯に内冠を装着し、治療用義歯としてスプリントをかねたオーバーデンチャーを装着した（d）。
下顎はレベリングを行うことにより残存歯すべてが咬合に参加することをねらいとしてMTMを開始した。

a	b	c
d	e	f

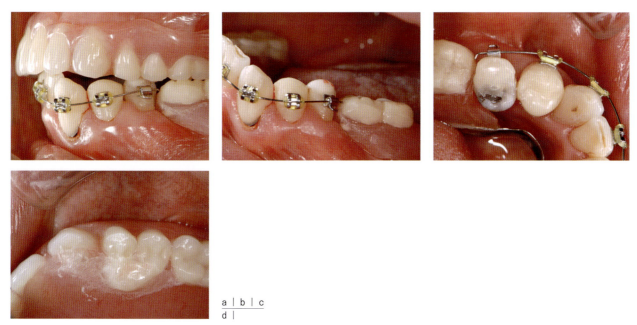

a	b	c
d		

図8 a-d
「5」へのMTM（a-c）、｜4 5（d）にレジン添加

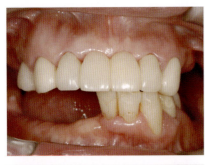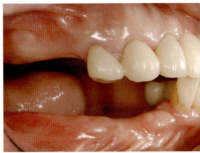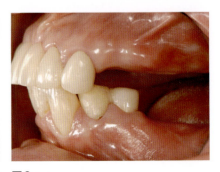
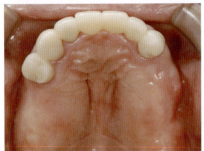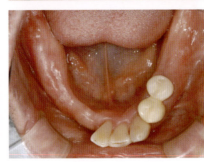

図9 a-e
上顎はテンポラリークラウンに変更、下顎はブラケットを除去

a | b | c
d | e

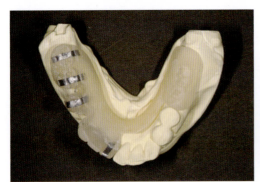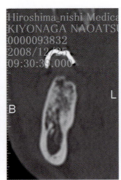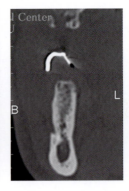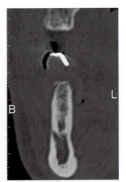

図10 a-d
インプラント埋入術前診査。診断用テンプレート（a）を用いてCT撮影を行った（b：6̄|、c：5̄|、d：4̄|）。

a | b | c | d

3. インプラントサイズの選択

頬舌的な骨幅は4̄|が6.8mm、6̄|が7.7mm、下歯槽管までの距離は4̄|が20.0mm、6̄|が18.5mmと十分な骨量であったことから、フィクスチャーはジンマー社のスプラインツイストMP-1®の直径3.75mm、長さ13mmを選択した。

埋入に当たっては前述の解剖学的に適切な頬舌的、近遠心的位置に行い、咬合力がインプラントの長軸方向にかかるようにした。また、2本のインプラントと義歯の着脱方向が可能な限り平行を保つよう細心の注意を払った。これは着脱時にキーパーリングが摩耗しないようにするためである[5]（図11）。

4　磁性アタッチメントの設置とマグネットの効果

マグネットとキーパーは平面と平面で接触するため、確実な支持が期待できる。また、マグネットを2カ所設置することで、義歯の脱離に対する維持力が働く[6]。

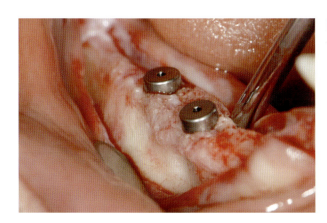

図11
インプラント埋入時

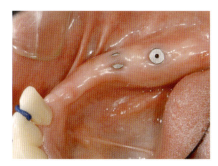
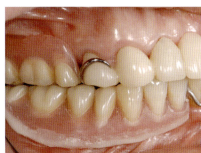

図12 a・b
下顎の免荷期間は3カ月といわれているが、今回HAインプラントを使用したため、術後3週間よりティッシュコンディショニングを施した義歯を装着した。

a | b

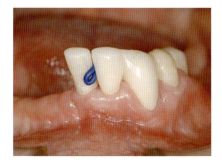
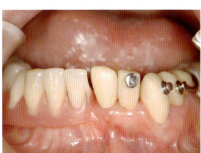

図13 a・b
モジュールを用いた根近接の改善(a)とパワーチェーンによる歯軸の修正(b)を図った。

a | b

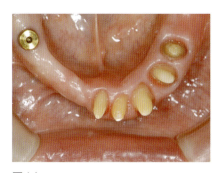
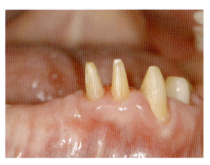
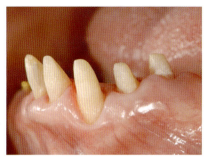

図14 a-c
仮の支台歯形成(a・b)と最終の支台歯形成(c)

a | b | c

磁性アタッチメントはマグフィットIP-Cフラットタイプ（吸引力750gf）（愛知製鋼社製）を使用した。吸着面にはTiNコーティング（窒化チタンコーティング）による摩耗対策を施しているが、耐用年数は3〜5年前後と患者には説明している。

5　下顎位の変化

スプリント療法しながら下顎位を模索すると、下顎が後退し咬合関係のずれが認められた（図15）。そのためプロビジョナルレストレーションの修正が必要となった。そして、治療用義歯にマグネットを装着することで臼歯部での咬合支持を得ることができ、咀嚼習慣も前噛みから奥噛みへと変化した（図16）。

6　最終プロビジョナルレストレーション

最終プロビジョナルレストレーションで顎運動を確認しながら咬合調整とアンテリアガイダンスの修正を行った。その結果、スムーズな顎運動ができるようになり、患者にも審美的、機能的に問題がないことを確認した（図17・18）。最終プロ

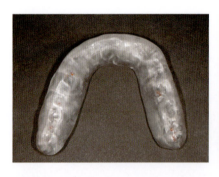
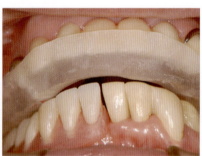

図15 a・b
スプリント療法（a）により下顎位を模索すると、下顎の後退が認められた（b）。

a | b

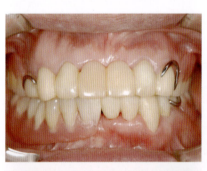
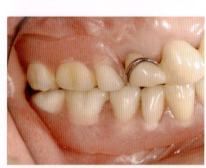
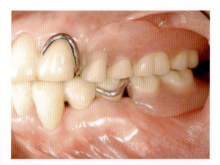

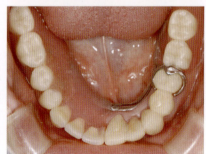

図16 a-e
MTM終了時。下顎位を模索しながらバーティカルストップの確立とアンテリアガイダンスの付与を目標とした。治療用義歯にマグネットを装着することで前噛みから奥噛みへと変化した。

a | b | c
d | e

第3章 インプラントパーシャルデンチャーのエビデンスと現在の戦略

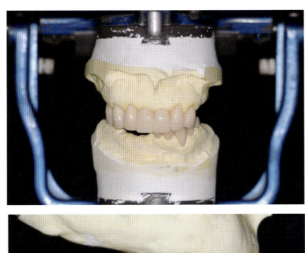
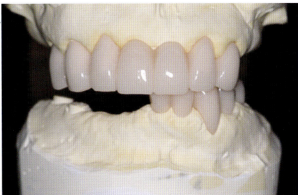
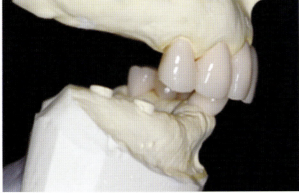
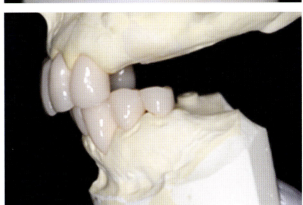

図17 a-d　咬合器上で最終プロビジョナルレストレーションを製作

a	b
c	d

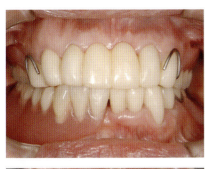
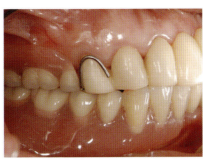
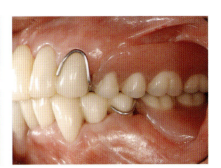
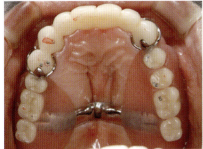
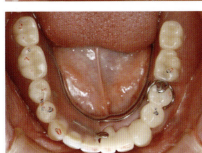

図18 a-e

最終プロビジョナルレストレーションで顎運動を確認しながら咬合調整とアンテリアガイダンスの修正を行った。スムーズな顎運動ができるようになり、患者にも審美的、機能的に問題がないことを確認した。

a	b	c
d	e	

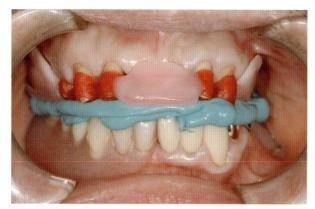

図19
下顎の最終補綴装置を装着した状態で咬合採得を行った。

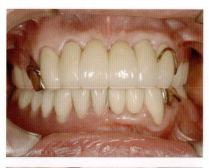
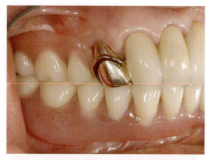
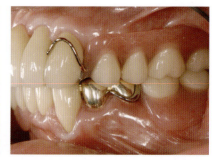
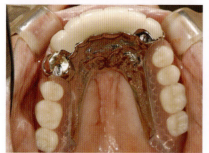
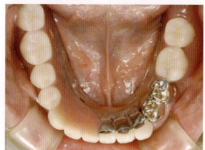

図20 a-e
機能的に咬合の問題がないことを確認した上で、上顎の最終補綴装置を製作し装着した。

a	b	c
d	e	

ビジョナルレストレーションで得たこれらの患者情報を最終補綴装置製作に反映させた（図19・20）。

7　パーシャルデンチャーの基本設計

　レストは義歯の沈下を防ぎ、義歯を歯列の中の設計位置に固定する役目を持っている。そのためにはレストを嚙ませる必要がある。そこで|3にはリンガルレストを付与した。
　隣接面のガイドプレーンと義歯のプロキシマルプレートを合わせ、さらに拮抗面（レシプロケーション）を作ることで義歯の動く方向を規制した。プロキシマルプレートは左右側で互いに拮抗効果がある。また、1歯対2歯の咬合関係で人工歯を排列し、咬合を安定させた。

8　IARPDの臨床的考察（図21・22）

　下顎右側遊離端欠損部にインプラントを埋入したことで主に咬合支持として働き、義歯の沈下を防いでいる。さらにマグネットを装着することにより、義歯の脱離に対する維持力が働いていると考えられる。また、インプラントを2本埋入する

第3章　インプラントパーシャルデンチャーのエビデンスと現在の戦略

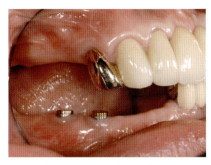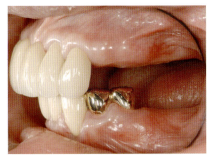
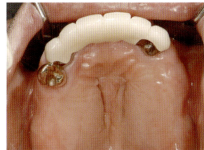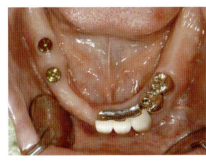

図21 a-d
術後1年6カ月。特に問題なく経過している。

a | b
c | d

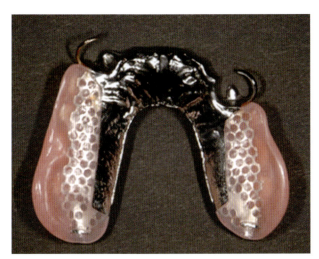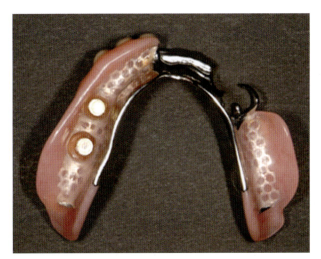

図22 a・b　上顎パーシャルデンチャーの内面（a）と下顎IARPD（b）の義歯床内面

a | b

ことで義歯の回転の動きもほぼなくすことができた。

　マグネットは側方圧がかかるとすぐに外れる特徴がある。本症例のキーパーリングの高さは2mmである。このキーパーリングの高さが側方力を受けている。ハイジーンを考えると1.5mm以上の高さがほしいところだが、高すぎるとインプラントに過大な側方力がかかり負担過重となる。さらに義歯のクリアランスが不足し強度的に問題となる。

　動きのない義歯を理想とするが、動きがないといっても義歯はわずかに動きながら咀嚼機能を担っている。この動きでインプラントに負荷がかからないようマグネットをレジンで義歯に固定し、遊びを持たせることで対応している。

　IARPDの臨床として、
①義歯で鉤歯を揺すらないというパーシャルデンチャーの基本原則を守ったこと
②インプラントを埋入することで臼歯部咬合支持が確立できたこと
③マグネットの応用により維持機能を付加することができたこと

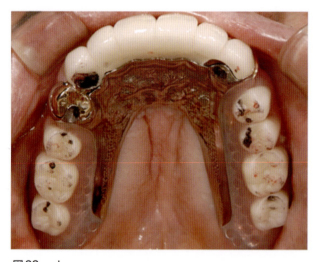
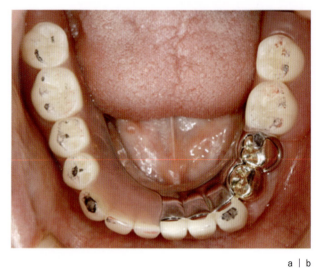

図23 a・b　　　　　　　　　　　　　　　　　　　　　　　　　　a | b
術後2年。前噛みへの後戻りがないかどうか、また、キーパーリングのわずかな緩みでも咬合に影響が
出るので、メインテナンス時に咬合接触状態のチェックは欠かせない。

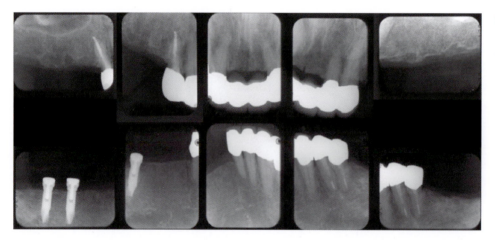

図24
術後2年、デンタルエックス線写真

などの諸点に配慮することにより、すれ違い咬合一歩手前という大きな欠損部を有する本症例のような場合でも患者満足度が高いことを経験した。

9　メインテナンス

1. 顎運動の確認

　顎運動の問題を抱えたまま治療を進めてしまうと、術後にトラブルが発生しやすくなる。顎運動をビデオで記録し、観察することは治療中の再評価のみならず、メインテナンスにおいてもたいへん参考になる。以前の記録と比較することで後戻りや思わぬ悪化に早期に気付くことができる。臨床ではトラブルが発生する前に咬合調整を実施するとともに、TCH（Tooth Contacting Habit、非機能時に上下歯列を接触させる習癖）などへの患者指導を行っている。最近はクレンチングを自覚しなくなった。

2. 咬合

　天然歯が前歯部に残存しているため、前噛みへの後戻りがないか確認する。キーパーリングのわずかな緩みでも咬合に影響が出るため、確認が必

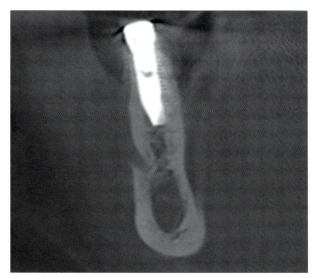 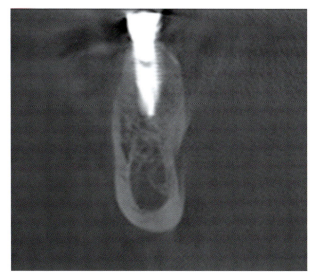

図25 a・d インプラント埋入後、5年経過時のCT画像

a｜b

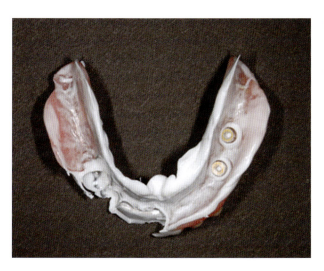

図26
術後2年、粘膜面適合試験を行った。下顎左側大臼歯部はやや義歯の沈下が認められるが、許容範囲内と思われる。

要である（図23）。インプラントへの側方力を防止するため、臼歯部はディスクルージョンするよう適宜咬合の確認と咬合調整を行っている。

レストは対向する人工歯で噛ませているため、人工歯の摩耗の有無を診査しなければならない。診査の結果過度の摩耗が確認された際にはメタルオクルーザルへの変更が必要となろう。

3. インプラント周囲炎（図24・25）

インプラント埋入後5年経過するが、やや歯肉退縮が認められる。インプラント周囲は義歯床で覆われ自浄性が悪いため、インプラント周囲炎を引き起こさないようハイジーンへの配慮はつねに必要となる。

また、就寝時ブラキシズムへの対応としてパーシャルデンチャーを装着した状態でスプリントを使用しているので、インプラントに対するハイジーンは不利な状況下に置かれていることを患者に繰り返し説明している。術者側では患者自身のホームケアが実践されているか継続的に確認することが必要である。また、歯科衛生士によるPMTCも不可欠である。

インプラント周囲炎は骨吸収が進んでも動揺が起こらないため患者の自覚症状はほとんどない。

定期的にデンタルエックス線と適正なプロービング圧(20g)での診査を行っている。

4. 義歯の適合状態（図26）

$\overline{6\,7}|$のフィットテスターは薄く、義歯の沈下が認められるが、粘膜面に褥瘡性潰瘍ができることもなく粘膜の被圧変位量の許容範囲内と思われる。

$\overline{6|5}$のフィットテスターは他の部位と比べて厚く、義歯の沈下を防いでいるが、レトロモラーパッド部には沈下が認められる。これより、$\overline{6\,4}|$部にインプラントを埋入しているため、カンチレバーの作用が働いていることがわかる。インプラント埋入から5年経過した時点での周辺の骨吸収は認められないが、継続的な注意が必要である。

おわりに──歯周炎と2次う蝕への対応

下顎の最終補綴装置のように、歯を連結することは力に対する強度という面では有効であるが、反面、ろう着面積を広くとらなければならないので歯間部は不潔域となってしまう。そのため、歯周炎と2次う蝕を考慮し、メインテナンスは月に1回行っている。

この患者のように、歯周炎やう蝕等で多くの歯を失った方の大半は、プラークコントロールの逆戻りが生じやすいため、定期的なチェックと繰り返しの動機づけを徹底し、炎症再発の防止を図ることがきわめて重要となる。その意味でも、最後に、患者との信頼関係の構築もメインテナンスの重要項目として付け加えたい。

参考文献

1) 下川公一：咬合治療と顔貌の変化(1)〜(8). 歯界展望 115(1)〜117(4), 2010-2011.
2) 上條雍彦：口腔解剖学4　神経学. アナトーム社, 東京, 1965.
3) 内田雄基, 重松正仁, 山下佳雄, 後藤昌昭, 埴原恒彦：オトガイ神経下唇枝の解剖学的計測. 日本口腔インプラント学会誌 21(4): 1-551, 2008.
4) Keltjens HM, Kayser AF, Hertel R, Battistuzzi PG: Distal extension removable partial dentures supported by implants and residual teeth: considerations and case reports. Int J Oral Maxillofac Implants 8(2) : 208-213, 1993.
5) Schneid TR, Mattie PA: Implant-Assisted Removable Partial Denture. In Stewart's Clinical Removable Partial Prosthodontics (4th ed), Quintessence Publishing Co, Inc, Chicago, 2008.
6) 亀田行雄：これからの義歯治療とインプラントオーバーデンチャー. デンタルダイヤモンド社, 東京, 2012.
7) 染谷成一郎：パーシャルデンチャー解剖. デンタルダイヤモンド社, 東京, 1997.

第4章

インプラントパーシャルデンチャーの製作技法

インプラントパーシャルデンチャーの製作技法
―天然歯とインプラントと粘膜が混在する環境―

第4章

インプラントパーシャルデンチャーの製作技法
―天然歯とインプラントと粘膜が混在する環境―

亀田 行雄　Yukio KAMEDA

　インプラントパーシャルデンチャー（IARPD、以下同じ）では、生理的動揺のある天然歯、ほぼ動きのないインプラント、および被圧縮性の大きな粘膜の上に載った義歯床の「動き」という全く異なる要素が混在する。

　本章では、これらさまざまな要素により成立するIARPDの製作上の技術的課題を整理し、コンセンサスが得られている事項と、そうでない事項をまとめたい。

1　IARPDにおけるインプラント埋入

1. 埋入位置：上顎と下顎の違い

　上顎と下顎のインプラントの生存率に関しては、その補綴装置によっても異なる。一般的に上顎は下顎より骨質もインプラント条件としては悪く、インプラントの生存率は低いと言われる。またGoodacreらのメタアナリシスでは、上顎のボーンアンカードブリッジに比べても、上顎IODのインプラントの喪失が多い（図1）[1]。

　これは骨質の問題だけではなく、上顎では埋入方向に制約を受け傾斜埋入になりやすいことや、上部構造の義歯の動きが大きくインプラントに外傷となりやすいことなどが影響すると考えられる。

　IARPDにおいても、同様のリスクを考慮すべきである。

　下顎におけるIARPDでは、下顎固定性インプラント補綴装置や下顎IODと同様、インプラントの喪失は少ないと考えている。

　一方、上顎のIARPDでは、上顎IODと同様にインプラントの喪失は多くなると推測する。

　上顎に埋入する必要がある場合は以下の点に気を付けるべきである。
　①多くの本数を埋入し、できるだけ連結する。
　②ワイドで十分な長さのあるインプラント体を選択する。
　③前歯部など傾斜埋入になりやすいところは避け、臼歯部に咬合平面に垂直に埋入する。
　④早期の荷重を避け2回法の手術を行う。
　⑤テンポラリーミニインプラントの併用も検討する。

2. 埋入位置：欠損の近心か遠心か

　遊離端義歯の床下にインプラントを埋入し、主にインプラントを支持として活用する場合、義歯の安定を考慮すると、できるだけ遠心の位置（7番）に埋入することが望ましい。一方、鉤歯の保護という観点からは、鉤歯に隣接する近心側に埋入することも意味がある（症例5の左下小臼歯部のインプラント）。埋入位置が遊離端欠損の近心か遠心かに関しては、補綴する目的に影響を受ける。つまり、両側の大臼歯部での奥噛み習慣を達成するために補綴するのであれば、欠損の遠心側に埋入したほうがよい。

　特に臼歯部が失われた症例では、残存歯のある前歯部での咀嚼習慣（前噛み習慣）が定着すると上顎前歯部の破壊的喪失につながりやすい。そのため失われた臼歯部咬合支持を回復し、両側臼歯部で安定し咀嚼できることが補綴治療のゴールである。しかし後方部では清掃性は悪化し、また非可動粘膜（咀嚼粘膜）が少なく、インプラント周囲粘膜が可動粘膜となることが危惧される。つまり歯周環境は後方になるほど悪化する。臨床においては清掃性や非可動粘膜の量を鑑みて、6番ないし7番の位置に埋入することが望ましい。

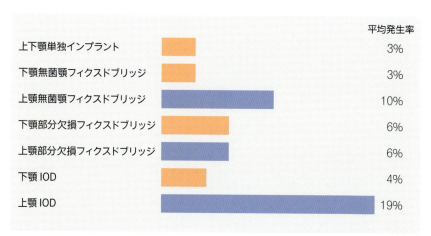

図1 補綴装置の種類ごとの
　　　インプラント喪失の発生率
（文献1）より改変引用）

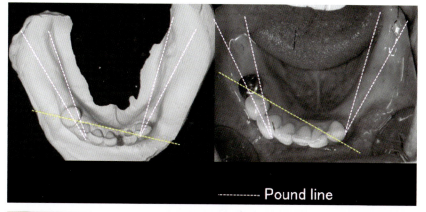

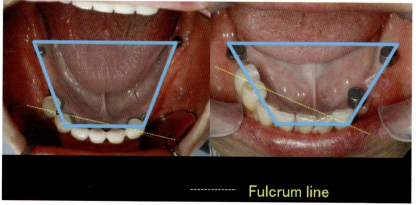

図2　インプラントの埋入位置
　a：パウンドラインを参考に人工歯排列位置の直下にインプラントを埋入する。
　b：フルクラムライン（Fulcrum line）をなくし、できるだけ大きな台形の残存歯配置になる位置に埋入する。

　総義歯の臼歯部人工歯配列における基準としてパウンドライン（Pound line）がある。パウンドラインとは、下顎犬歯近心偶角とレトロモラーパッドの頬側縁・舌側縁を結ぶ線であるが、インプラントの埋入もパウンドラインを参考にする。さらに、遊離端義歯ではフルクラムライン（Fulcrum line、鉤間線）を軸として動揺が生じる。できるだけ動きの少ない義歯にするためには、残存歯を含めインプラントをできるだけ大きな台形となる位置に配置することがよい（図2）。

3. 埋入方向

　力学的には咬合力が加わる方向にインプラントを埋入することが望ましい。咬合平面に対し垂直に埋入する（図3）。

4. インプラントのサイズ

下顎のIODにおいては、長さ10mm以上、直径は3.3〜4.1mm、上顎IODでは直径4.1mm以上が望ましいという報告もある[2]。これは無歯顎者でのIODであり、IARPDでは若干その目的が異なる。

著者は、下顎の臼歯部に支持として用いる症例では、過大な側方力が加わらないように配慮することにより、使用するインプラントは短いサイズでもその目的は十分達することができると考えている。直径は大きいほうが支持として有利となる。コンセンサスはまだ得られていないが、下顎では直径は3.8〜4.5mm、長さは8〜10mm程度を標準と考えている。上顎においては側方力が加わりやすいため、直径3.8〜4.5mm、長さ11〜13mm程度が必要であろう。

5. ローディングの時期

無歯顎者におけるIODのローディングの時期は、そのプロトコールが発表されている（図4）[3]。下顎においては、通常の待機期間を置くことが信頼性を高くし、推奨できるが、早期または即時荷重も、十分臨床的に許容できる。一方、上顎においては十分な期間を待ってから荷重する必要がある。

IARPDのローディングプロトコールは無歯顎IODに準ずると考えている。

下顎のIARPDでは、通常は約3カ月の待機期間を置くが、その間の患者のQOLが低下する場合は、早期または即時荷重も可能である。

上顎のIARPDでは、上顎無歯顎のIODと同様、3〜6カ月の待機期間を置くことが必須である。

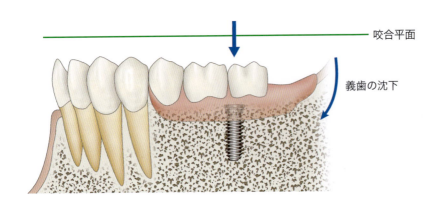

図3　インプラントの埋入方向
義歯床の沈下に対応するようにインプラントは咬合平面に垂直に埋入する。

	Removable	
	Maxilla	Mandible
Conventional Loading	CWD	SCV
Early Loading	C D	CWD
Immediate Loading	CID	CWD
Immediate Loading of immediately placed Implants	CID	CID

Validation Criteria
- SCV: Scientifically and Clinically Validated
- CWD: Clinically Well Documented
- C D: Clinically Documented
- CID: Clinically Insufficiently Documented

図4　無歯顎IODのローディングプロトコール
（文献3）を改変引用）

第4章 インプラントパーシャルデンチャーの製作技法

| 症例1 | 両側遊離端欠損の遠心側に1本ずつインプラントを埋入した症例 |

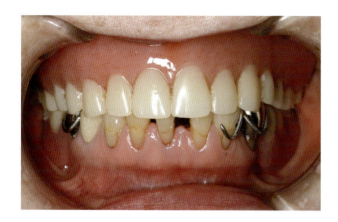
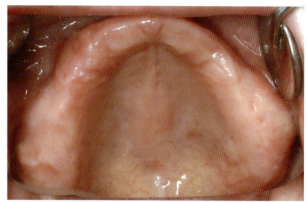
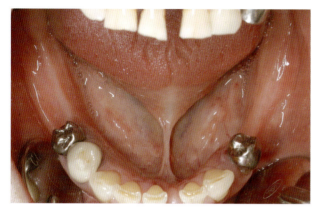
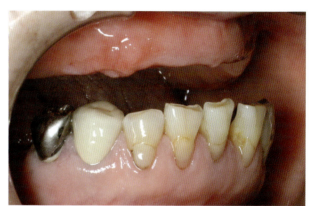

図5-1〜5-4　初診時の口腔内
60歳女性。主訴は下顎の遊離端義歯の臼歯部で噛むと痛みがあり、上顎の総義歯が外れやすい。

5-2 | 5-2
5-3 | 5-4

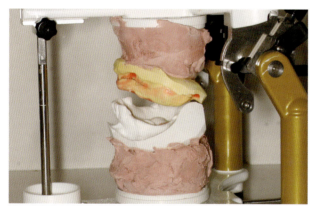
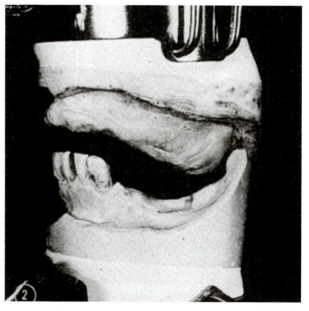

図5-5a・b
a：咬合器に装着したスタディーモデル
b：ケリーのコンビネーションシンドローム（Combination syndrome）[4]は、下顎前歯部のみ残存した欠損形態の際、以下のような5つの特徴を示すことがあり、義歯の維持安定が難しくなることがある。

①上顎前歯のフラビーガム　②上顎結節の下方成長　③下顎前歯の挺出
④下顎臼歯部の顎堤吸収　⑤口蓋部の粘膜過形成
本症例でも同様な徴候があり、そのような欠損形態ひいては咬合関係が、問題の原因の一つであると推測した。

a | b

115

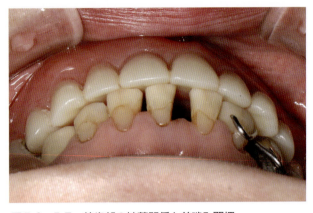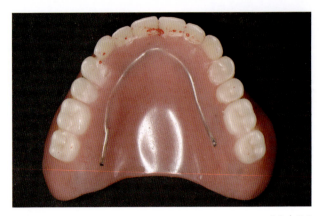

図5-6・5-7 前歯部の被蓋関係と前噛み習慣
下顎前歯部のみ残存していることにより、患者は前噛み習慣となっており、上顎前歯部の突き上げにより、十分な顎堤が残っているにもかかわらず上顎総義歯の維持が得にくいと推測した。

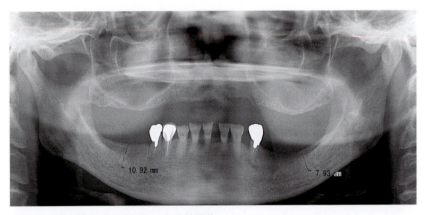

図5-8 初診時のパノラマエックス線画像
クラスプのかかっていた下顎小臼歯部は歯根破折を起こしており、抜歯に至った。上顎の総義歯の安定のためには、上顎にインプラントを埋入しIODにすることや、固定性のボーンアンカードブリッジにすることも考えられる。しかし本症例では上顎の骨量から、大きな骨造成を行わない限りインプラントの埋入が不可能であり、患者もそれを望まなかったことから上顎へのインプラントは行わなかった。
前噛み習慣を両側臼歯部での奥噛み習慣にするにはどうしたらよいか。その一つの手段として少ない本数のインプラントを下顎臼歯部に埋入し、オーバーデンチャーとすることで、臼歯部で噛みやすくなると考えた。

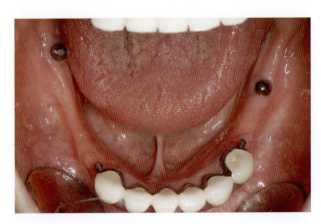

図5-9 インプラント埋入位置像
コンビネーションシンドロームによる上下顎義歯の不具合を解消するため、最小限の本数のインプラントを下顎大臼歯部に埋入した。
下顎の遊離端義歯の後方部の沈下を防止するために、インプラントに支持の役割を与えた。臼歯部の支持域を増強することで、安定した両側の奥噛み習慣ができることを期待した。後方部の粘膜は咀嚼粘膜が少なくなるため、インプラントのアタッチメントが可動粘膜に位置しないよう、咀嚼粘膜に収まる範囲でできるだけ後方の位置とした（6-7番相当部）。

第4章 インプラントパーシャルデンチャーの製作技法

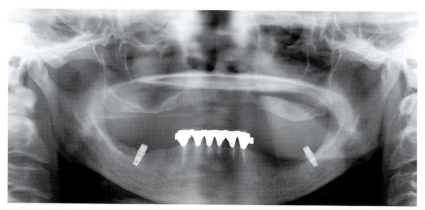

図5-10 埋入インプラントのサイズ
臼歯部に支持を目的としたインプラントであるため、咀嚼粘膜の幅でワイドなサイズとした（直径4.4mm）。臼歯部の顎骨が吸収していたため、長さはショートタイプ（8mm）とした。

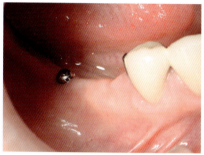 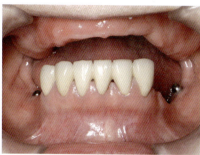 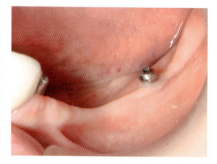

図5-11～5-13 ドーム型のアタッチメント　5-11 | 5-12 | 5-13
本症例において欠損が生じた理由は、主に歯周病が原因と推測できる。そこに不適切なパーシャルデンチャーのクラスプを介した外力による歯根破折などにより咬合崩壊が進行したと考えられる。インプラントはショートタイプを埋入し、アタッチメントは側方力がかかりにくいよう、ドーム型にカスタムで製作し維持力は期待しなかった。

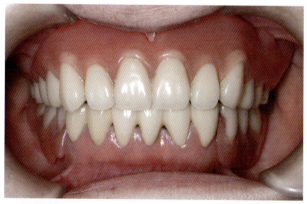

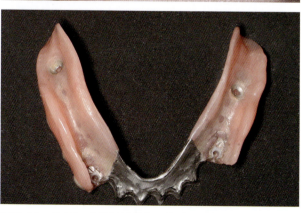 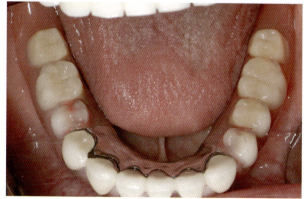

図5-14～5-17 上顎は総義歯、下顎はIARPD　5-14 | 5-15
支持組織の減少した残存前歯部を守るため、連結冠による補綴を行い、歯冠外アタッチメントによるリジッドで審美的な　5-16 | 5-17
維持装置とした。義歯床下に支持を目的としたインプラントを埋入することで、下顎義歯の動きが最小限となるようにした。

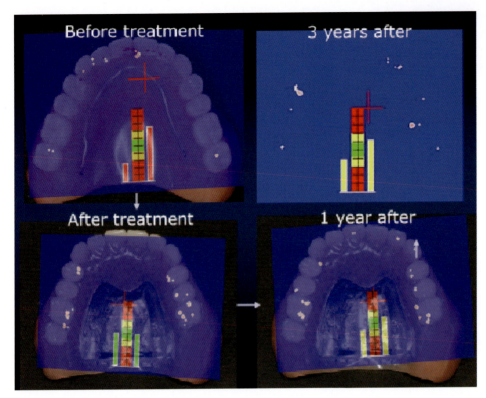

図5-18
デンタルプレスケールの
データ

初診時前噛み傾向があり、プレスケールのデータでも咬合力集中域が前方に位置していた。術後後方に位置し経年的にも変化していない。患者は両側大臼歯部での奥噛み習慣が得られ、上顎総義歯の維持も低下しない臨床所見とも一致している。(図は上顎義歯の画像とデンタルプレスケールの画像を重ね合わせた)

2　IARPDのアタッチメント製作

1. アタッチメントの種類

　無歯顎患者のIODにおけるアタッチメントは、スタッドアタッチメント(ボール、ロケーターなど)、バーアタッチメント、マグネットアタッチメントなどがある。ボールアタッチメントでは、その形態から維持力が中心で、強い支持力に対抗する設計にはなっていない。下顎の2-IODでは、インプラントの役割は維持中心であり、義歯が外れようとする時に抵抗する維持力が発揮できれば十分その目的を達することができる。一方4〜6本を埋入しバーで連結したIODや、マグネットアタッチメントを使用したIODでは、維持力ばかりでなく、咬合力に対する強い支持力を期待している。

　IARPDにおけるインプラントの役割は、支持力を期待することが多い。またその歴史が浅いため、適した形状の既製品のアタッチメントが少なく、現在の臨床ではカスタムで作ることも多い。

2. アタッチメントの形態と高さ

　既製品でなくカスタムでアタッチメントを製作する際には、その形態と高さが課題となる。アタッチメントの目的が支持であれば、咬合力をインプラントに垂直に伝達できる形態が望ましい。つまりインプラントに対し、咬合力を垂直に受け止める形態がよい。アタッチメントの上部の形態は平面で、かつ広いほうが確実な支持になる。

　また、高さの低い根面板形態のアタッチメントは、患者さんが歯ブラシで磨きにくいためハイジーンが不良になることが多い(第2章VIを参照)。歯ブラシを当てやすくするには、高さが1.5mm以上あるとよい(図6)。

　以上のことから、カスタムで製作するアタッチメントはコーピング(内冠)形態をとることが多い。症例6(および第1章のII「症例3」)では、高さが

大きくテーパーも少ないコーピング（内冠）形態のアタッチメントを製作した。しかしコーピングの形態が、高さがありテーパーも少ないほど側方力が加わりやすい[5]。十分な径と長さのインプラントを下顎へ埋入した場合など、側方力に耐えうる条件が整った症例での適応となる（図7）。

反対に条件が整わない場合は、側方力を減らす設計が必要となる。高さを低く、テーパーも大きいほど、側方力による影響は小さくなる。維持力を求めないのであれば、症例1のような短いインプラントしか埋入できなかった症例では、側方力がかかりにくいようドーム型に製作した。また、症例2では、ヒーリングアバットメントを形態修正し、ドーム型にしている。このような形態でも義歯の沈下に抵抗する支持としての効果がある。

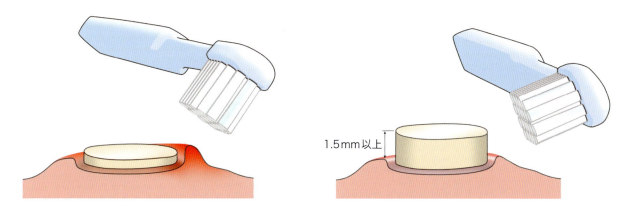

図6　アタッチメントの高さが1.5mm以上あると歯ブラシを当てやすい。

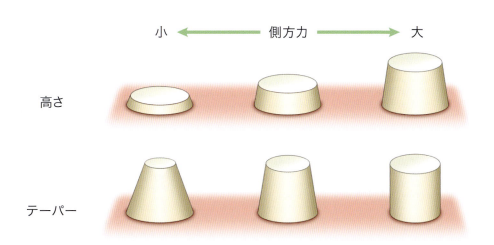

図7　アタッチメントの高さとテーパー
高さが高くなるほど、また、テーパーが小さくなるほどインプラントには大きな側方力が加わる。

症例 2　ヒーリングアバットメントを加工してドーム型のアタッチメントとした症例

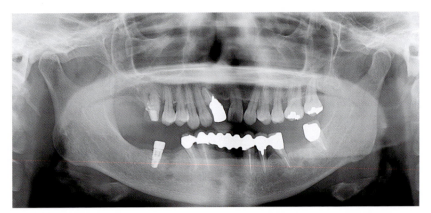

図8-1
初診時のパノラマエックス線画像
1本インプラントが埋入してあったが、他の欠損部はこれ以上の埋入は希望しなかった。パーシャルデンチャーにて補綴する計画とした。

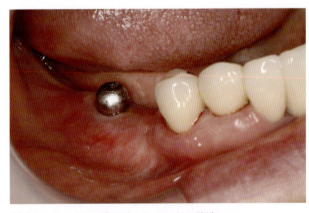

図8-2　ヒーリングアバットメントの改造
歯周病のリスクがあると判断し、側方力を減じるためドーム形態にヒーリングアバットメントを改造し、支持目的のアタッチメントとした。

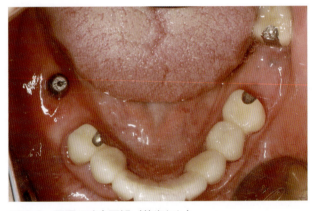

図8-3　下顎の咬合面観（義歯なし）
インプラントはパーシャルデンチャーの義歯床下に収め、将来の変化に対応しやすい設計とした。

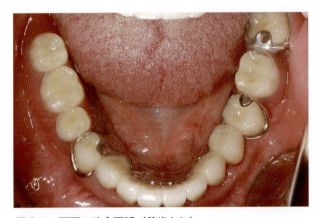

図8-4　下顎の咬合面観（義歯あり）
義歯床下にインプラントのアタッチメントがあるため、機能時の義歯沈下はわずかであり咀嚼しやすい。

第4章　インプラントパーシャルデンチャーの製作技法

> **症例3**　技工にて内冠型のカスタムアタッチメントを製作した症例

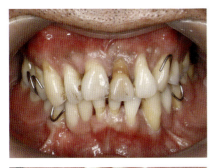
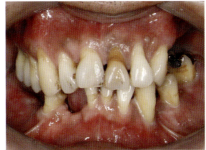
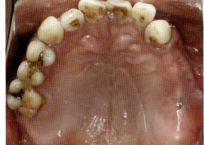
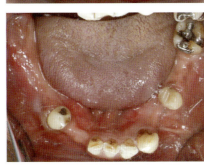

図9-1〜9-4
初診時の口腔内
患者は56歳男性。継続して歯周治療を行い、上下顎義歯を装着していたが、鉤歯が動揺してきた。

| 9-1 | 9-2 |
| 9-3 | 9-4 |

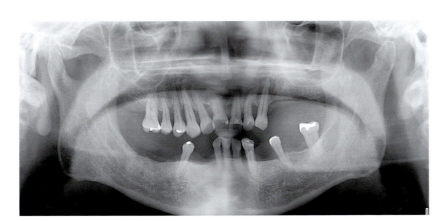

図9-5　**パノラマエックス線画像**
臼歯部の咬合支持が右側の1カ所となっている。残存歯の支持組織も減少し、動揺がある。3̄は歯周ポケットが7mm以上残存しており、動揺度も2-3度あり、後に抜歯となった。

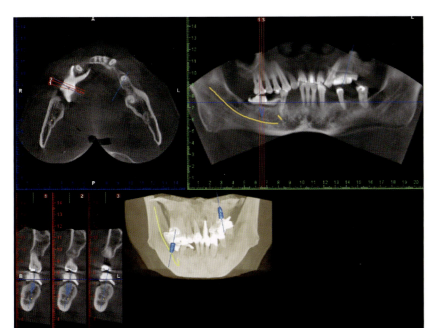

図9-6　**コーンビームCT画像**
咬合崩壊が進行しすれ違い咬合となることを少しでも遅らせるために、上下顎の遊離端欠損部に1本ずつインプラントを埋入する計画を立てた。

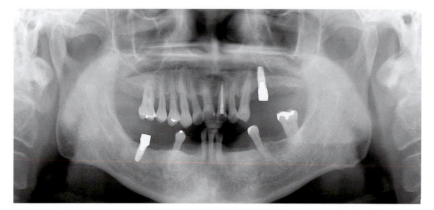

図9-7
インプラント埋入後の
パノラマエックス線画像

上顎は顎骨の吸収により大臼歯部への埋入は諦め、小臼歯部に埋入した。

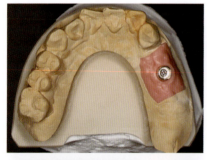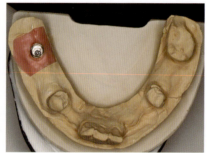

図9-8〜9-11
内冠型のカスタムアタッチメント

下顎のインプラントは清掃性を優先し高さのある内冠型のアタッチメントを製作した。上顎は顎骨も疎で義歯の挙動も大きく、側方力がかかりやすい。そのためアタッチメントの高さを減じ、側方力がかかりにくいようにした。ともにスクリューのカバーにマグネットのキーパーを合着した。

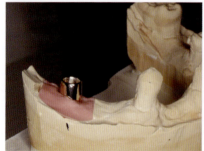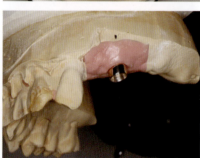

9-8 | 9-9
9-10 | 9-11

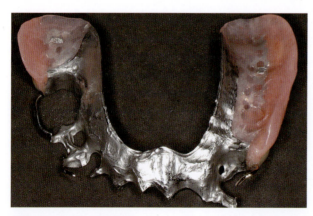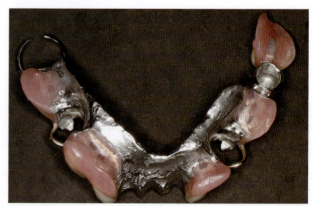

図9-12・9-13　IARPD

義歯を装着後、維持力が不足した場合にマグネットを装着する予定である。しかし残存歯にかかるクラスプで十分維持力は得ることができる。インプラントの役割は遊離端義歯の沈下を防ぐ支持として働いている。

9-12 | 9-13

3　IARPDの義歯製作

IARPDにおいて、前述したように欠損部へのインプラント埋入の目的は、維持よりも支持として働くことを期待することが多い。そのことは同時にインプラントばかりでなく、義歯にも大きな咬合力が加わり、インプラントを支点に義歯がたわみ破折するリスクがあることを意味する。そのためIARPDの義歯床は金属等による補強が原則となる。

また、義歯の印象採得の際、異なる被圧変位量を持つ、歯、インプラント、義歯床下粘膜の三者を同時に正確に採得する困難さが伴う。

1. 印象採得：三位一体の印象

歯の被圧変位量に比べ粘膜の変位量は大きく、その反対にインプラントはほぼゼロに近い。歯の垂直的沈下量を調査したKörber, K.H. によると、$20 \pm 10\,\mu\mathrm{m}$（0.01～0.03㎜）[6]である。同様な調査は後藤によると、0.03～0.06㎜[7]、とある。それらから歯の被圧変位量はおおむね0.03㎜前後と推測できる。

一方、顎堤粘膜の被圧変位量はKörber, K.H. によると0.5～1.5㎜[6]、宮下によると0.6～0.8㎜[8]とある。おおむね0.6㎜前後とすると、歯の被圧変位量に比べ20倍の量である。

このように生理的動揺のある天然歯、ほぼ動きのないインプラント、被圧変位量の大きな粘膜、これら3者を同時印象で正確に採得することは難しい。そのため印象採得における誤差を製作段階で補正を行いながら詰めていくことが現実的である。

印象採得の手順としては、まずは被圧変位量の差の少ない、残存歯とインプラントの位置関係を印象採得する。各個トレーを用い、残存歯とインプラントに対して、できるだけ無圧的にシリコン印象を行う。金属床の試適を行い、残存歯の支台歯とインプラントのアタッチメントに正確に適合するメタルフレームを製作、調製する。

続いてメタルフレームのレジン床を製作する部分に、レジン基礎床を用いて、オルタードキャスト法にて、床下粘膜の印象採得を行う。著者はその際強圧での加圧印象を行わず、印象材程度の弱い圧でウォッシュ印象を行っている。

これら一連の操作により、残存歯とインプラントの三次元的な位置関係を再現し、さらに粘膜面の3者を融合する印象採得を行うことができる（図10）。

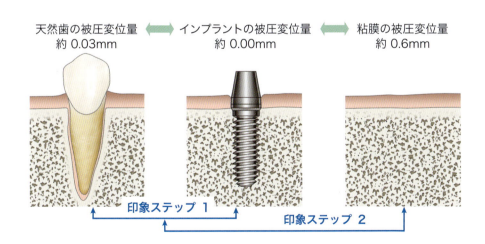

図10　三位一体の印象採得
被圧変位量の異なる天然歯・インプラント・粘膜の三者を同時印象することは難しい。2ステップで印象採得するとよい。

| 症例 4 | 前後すれ違い咬合に下顎両側1本ずつのインプラントを埋入した症例 |

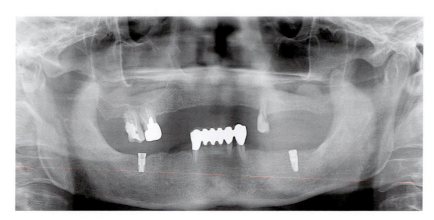

図11-1
インプラント埋入後の
パノラマエックス線画像

前後的なすれ違い咬合の症例に、両側下顎大臼歯部に1本ずつのインプラントを埋入した。

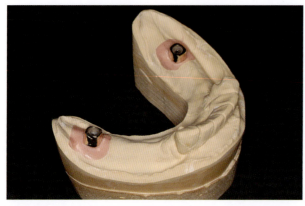

図11-2 インプラントの内冠型カスタムアタッチメント

インプラントのアタッチメントは印象採得後、技工にて高さのある内冠型を製作した。スクリューのカバー部分には、マグネットのキーパーが収まるスペースを設けた。

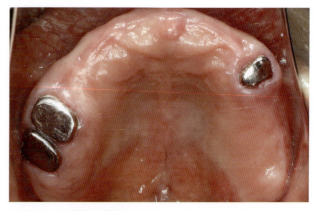

図11-3 上顎咬合面観

上顎の残存歯は歯頸部から根面う蝕が進行したため根面板とした。

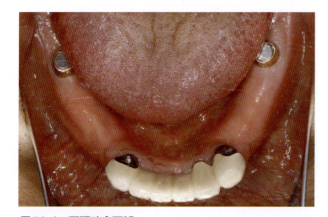

図11-4 下顎咬合面観

下顎臼歯部の後方に埋入したインプラントは、下顎遊離端義歯の後方沈下に抵抗する支持としての役割を持たせた。

第4章 インプラントパーシャルデンチャーの製作技法

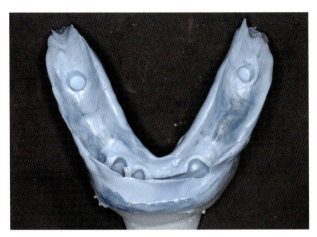

図11-5 下顎のシリコン印象
各個トレーを用い、残存歯とインプラントとの位置関係がずれずに正確に再現できるよう、無圧印象を行った。

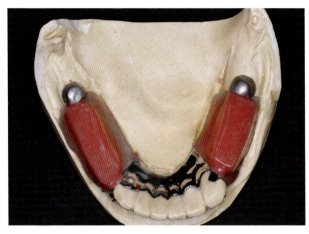

図11-6 メタルフレームの製作
本症例ではインプラントの内冠型アタッチメントの上部には、義歯に組み込んだ外冠が収まるようにした。残存歯にはIバーと舌側はメタルアップする設計とした。

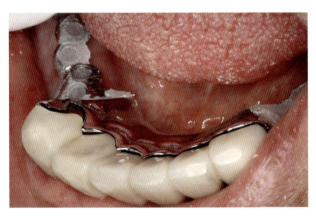

図11-7・11-8 メタルフレームの適合不良例　　　　　　　　　　　　　　　　　　　　　　　　　11-7 | 11-8
義歯の外冠を適合させると前歯部のメタルアップ部が不適合となっていた (11-7)。一方メタルアップ部を適合させると、外冠が浮き上がる (11-8)。内面の調整をしたが改善しなかった。

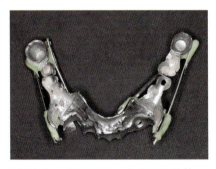

図11-9 メタルフレームの再ろう着
メタルフレームを分割し、口腔内で試適後、即時重合レジン (Fixpeed、GC社) で固定し、技工でろう着することとした。

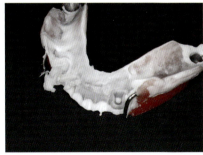

図11-10・11-11 ろう着後の適合状態　　　　　　　　　　　　　　　　　　　　　　　　　　　11-10 | 11-11
今度は外冠を適合させても、前歯部のメタルアップ部は適合し (11-10)、逆にメタルアップ部を適合させても、臼歯部の内外冠は浮き上がることはなかった (11-11)。これで残存歯とインプラントの位置関係が再現できた。

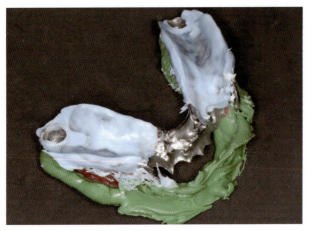

図11-12 粘膜面の印象(オルタードキャスト法)
基礎床の適合を確認後、粘膜面のウォッシュインプレッションを行った。

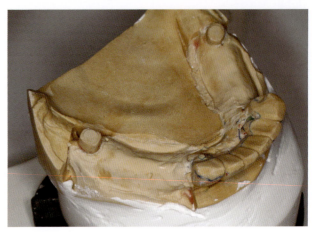

図11-13 粘膜面を改変した模型(オルタードキャスト法)
正確に適合したメタルフレームを利用して粘膜面を印象することで、残存歯、インプラント、粘膜面の3者の三次元的な再現ができる。

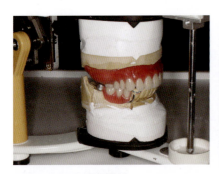

図11-14 人工歯排列
人工歯を排列し試適することで、咬合関係、審美的要件の確認をした。

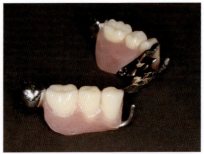

図11-15 完成したIARPD(側方面観)
インプラントの内冠型アタッチメントには義歯と一体化した外冠がかぶさり、支持として作用する。

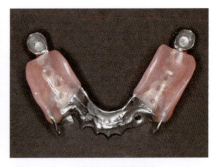

図11-16 IARPDの粘膜面観
インプラント周囲を義歯床が覆うことはないため、ハイジーンに優れたインプラントオーバーデンチャーとなる。

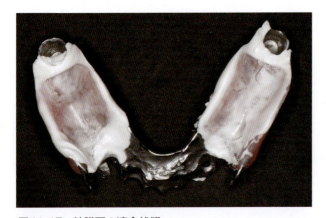

図11-17 粘膜面の適合状態
粘膜面を加圧しすぎると、非咬合時に義歯に離脱力が働き鉤歯を揺することになる。義歯床は粘膜面に密着するくらいとしている。

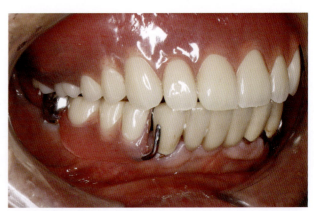

図11-18 装着した状態
IARPDの義歯製作で難しい点は、残存歯とインプラント、粘膜の印象採得である。この三位を組み合わせ一体とすることで適合精度が高まる。

2. 義歯床の大きさと形態

義歯床の役割の一つは、抜歯により失われた硬組織、軟組織の形態回復にある。しかし前述したように、総義歯製作時には、維持安定のために、便宜的に与える形態もある。つまりIARPDの床縁形態は、総義歯のように顎舌骨筋線を超えることや、厚いコルベン状の形態にすることなく、中間欠損のパーシャルデンチャーの床縁形態とほぼ同じとなる。その結果、義歯床は抜歯により失われた軟組織の形態を回復するのみであり、周囲の歯肉と移行的となり、違和感の少ないコンパクトな義歯床となる（図12、症例5）。

3. インプラント周囲を義歯床で覆うか否かについて

IODの最大のデメリットは、インプラント周囲を義歯床で覆うため、粘膜の健康維持が難しいことである。これはインプラントに限らず、天然歯のオーバーデンチャーでも同様である。天然歯のオーバーデンチャーの支台歯周囲の歯肉が炎症を起こした場合、頬側の義歯床を除き開放型にすることや、コーヌスクローネのような内外冠とし、歯肉を義歯床が覆う部位を少なくすることで対応している。

インプラントでも同様であり、アタッチメント周囲をできるだけ開放型の義歯床としたほうが周囲粘膜は炎症を起こしにくい。最後方に埋入できた場合は、内外冠とすることで周囲粘膜が義歯床で覆われない構造が可能である。ただし、その場合は内冠には側方力が加わりやすく、十分な径と長さのあるインプラントを、固定の得やすい骨質の条件で埋入できた場合に限る（図13、症例6・7）。（第2章Ⅳ参照）

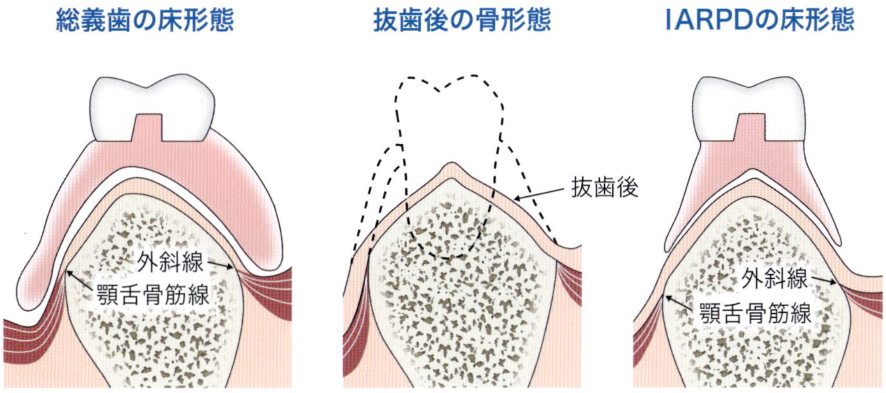

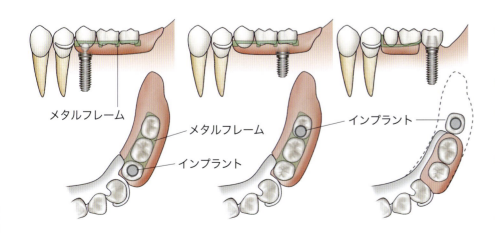

図12 義歯床の大きさ
総義歯では維持や把持のため顎舌骨筋線や外斜線を越えて床外形を設定することがある。IARPDでは抜歯により失われた形態回復のみですみ、中間欠損のパーシャルデンチャーの床縁形態とほぼ同じとなる。

図13 IARPDの義歯床外形
a: 欠損の近心に維持目的のインプラント（ボールアタッチメント）
b: 欠損の遠心に支持目的のインプラント（ドーム型アタッチメント）
c: 欠損の遠心に支持目的のインプラント（内外冠型アタッチメント）
欠損の遠心に埋入し内外冠型の義歯設計にすると、義歯床は小さくできる。

a｜b｜c

| 症例 5 | 臼歯部咬合支持を喪失し、すれ違い咬合一歩手前の症例 |

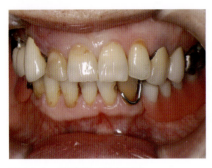

図14-1 初診時口腔内所見
65歳 女性。右上のブリッジの動揺と疼痛を主訴とした。下顎はパーシャルデンチャーを装着していた。

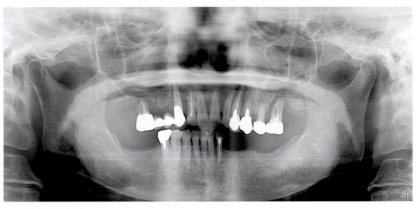

図14-2 初診時パノラマエックス線画像
6 3|6 は動揺度3度で根尖付近まで付着がないため抜歯となった。

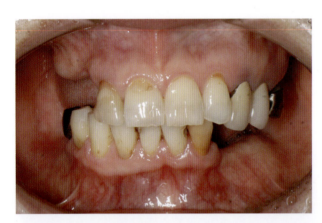

図14-3
抜歯後で歯周基本治療後の口腔内
すれ違い咬合一歩手前の状態。2|と|2 は失活歯でかつ動揺度1〜2度であった。今後咬合崩壊がさらに進む心配があった。

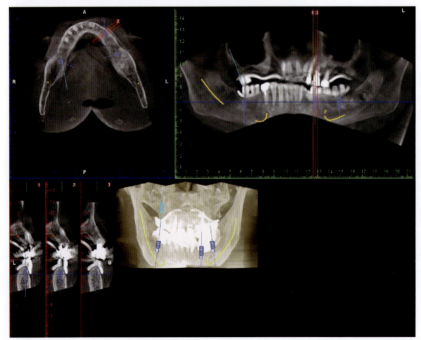

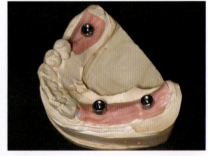

図14-4a・b コーンビームCT画像
（a）。下顎の遊離端欠損の遠心側にインプラントを埋入し、中間欠損化することを計画した。さらに左下小臼歯部にも埋入し、動揺のある左下2番の負担軽減を図った（b）。上顎も遊離端欠損の遠心側に埋入を計画したが、骨量、骨質も不良であり、プラークコントロールも困難な部位であったためインプラントは行わないこととした。

第4章 インプラントパーシャルデンチャーの製作技法

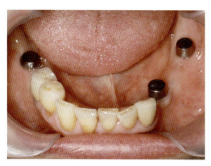

図14-5
内冠型カスタムアタッチメント
内冠型の高さのあるアタッチメントを装着した。根面板形態の高さの低いコーピングはブラシが当てにくく、高さがあったほうがプラークコントロールは良好である。

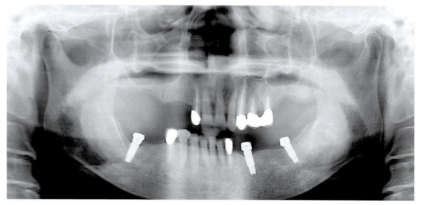

図14-6　インプラント埋入後のパノラマエックス線画像
メインテナンス時の画像であるが、3本のインプラントを埋入したが、あえて可撤式とした。患者は義歯に慣れており、外して清掃できる清潔感を選択した。

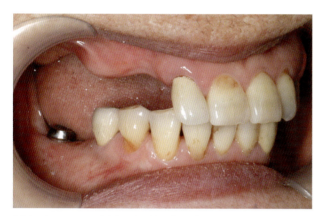
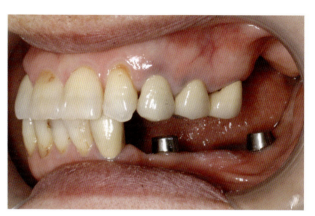

図14-7・14-8　側方面観（義歯なし）　　　　　　　　　　　　　　　　　14-7 | 14-8

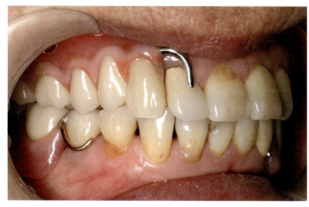

図14-9・14-10　側方面観（義歯あり）　　　　　　　　　　　　　　　　14-9 | 14-10
遊離端義歯を中間欠損化することで、遠心側への義歯の沈下は減少し、臼歯部での咀嚼がしやすくなった。

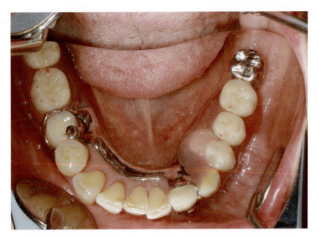

図14-11　下顎の咬合面観
遊離端欠損の遠心側へのインプラント埋入により、義歯床外形は中間欠損のパーシャルデンチャーと同等になる。レトロモラーパッドを覆う必要もなくなり、顎舌骨筋線を超えて舌側の床縁を設定する必要もなくなる。

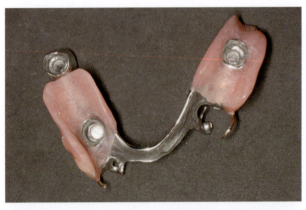
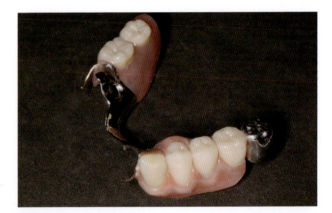

図14-12・14-13　インプラント周囲の義歯床を開放型にしたIARPD　　14-12 | 14-13
IODの欠点はインプラントの周囲を義歯床が覆い、アタッチメント周囲粘膜が炎症を起こしやすいことである。支持としての外冠が覆うことにより、アタッチメント周囲粘膜を開放することにより衛生的な義歯ができる。

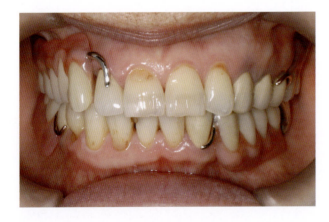

図14-14　IARPDの義歯床形態
義歯床の形態は中間欠損のパーシャルデンチャーと同様になる。辺縁封鎖の役割は減少し、抜歯により失われた軟組織の形態回復をすればよい。残存歯周囲の歯肉と義歯床が移行的になっていることがわかる。

| 症例6 | インプラント周囲の義歯床を開放型にした症例 |

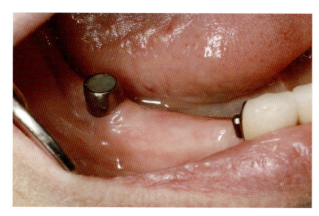
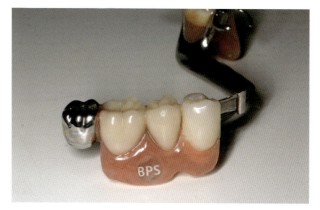

図15-1・15-2　アタッチメント周囲を義歯床が覆わない開放型の設計
遊離端欠損の後方に十分な径と長さのインプラントが埋入できたため、側方力に抵抗できると考え内外冠で支持するアタッチメントとした。それにより周囲の義歯床は開放型にできた。

15-1 | 15-2

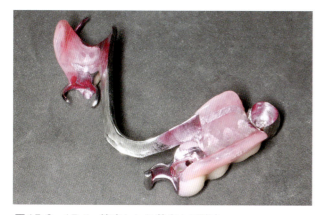
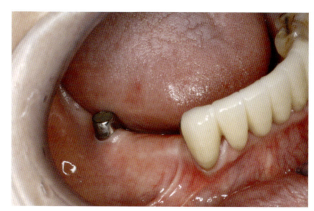

図15-3・15-4　染出しした義歯と口腔内
義歯床にはプラークが残りやすい。一方、15-4はインプラント埋入6年後であるが、口腔内のアタッチメント周囲はプラークも少なく、粘膜も炎症を起こしていないことがわかる。

15-3 | 15-4

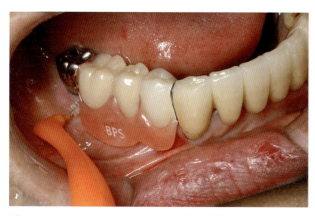
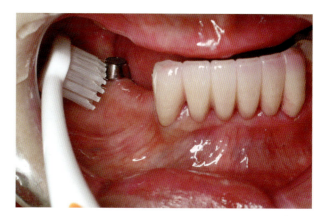

図15-5・15-6　メインテナンス時の清掃法
開放型にすると義歯を入れたままでも歯間ブラシが通せる。また高さのあるアタッチメントは歯ブラシを当てやすい。

15-5 | 15-6

症例 7　インプラント周囲の義歯床が開放型にできない症例

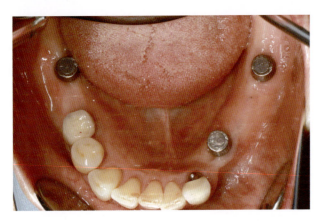

図16-1〜16-3
内冠型のアタッチメントを装着したIARPD

3カ所のアタッチメントのうち、左下の大臼歯部は内外冠型とし、周囲の義歯床は開放型にできた。しかし他の2カ所は義歯床が覆う形態となった。

16-1
16-2 | 16-3

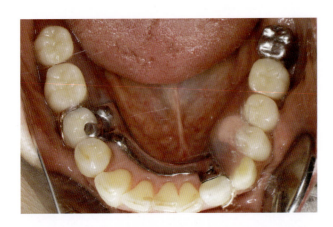

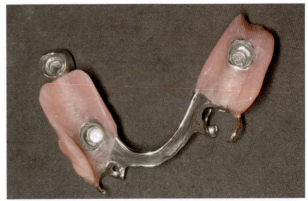

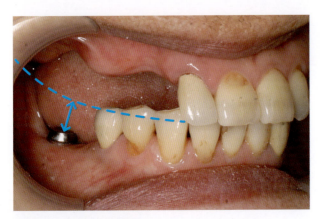

図16-4　右側の対向関係
右側の顎堤は吸収し、咬合平面（点線）からの距離が大きい（矢印）。内外冠型にすると長い歯冠形態となるため、アタッチメントの上部には人工歯を排列した。

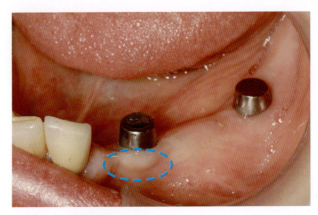

図16-5　左側の小臼歯部
左側小臼歯部の頬側顎堤が吸収（点線囲み）しており、インプラントも舌側寄りに埋入してある。頬側の粘膜形態を回復するには義歯床が必要であり、この部位も義歯床の中に取り込むことにした。

症例 8　ブラキサーの義歯装着者に IARPD で対応した症例

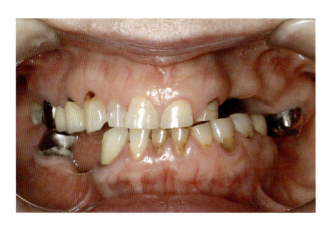

図17-1～17-5　初診時口腔内写真
患者は60歳女性。咬耗が激しく臼歯部は欠損し、すれ違い咬合直前の状態であった。ブラキシズムの訴えもあった。これだけ咬耗しているにもかかわらず、垂直的顎間距離の低下や、中心位（CR）と咬頭嵌合位（ICP）のズレはわずかであった。また顎関節症の所見もなかった。

17-1	
17-2	17-3
17-4	17-5

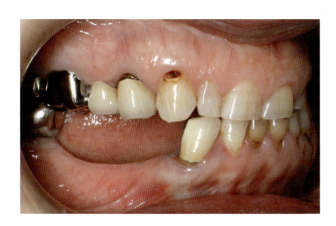 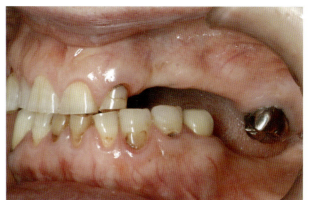

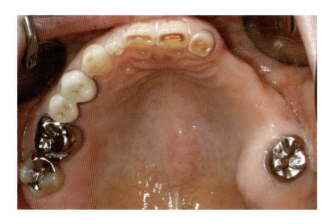 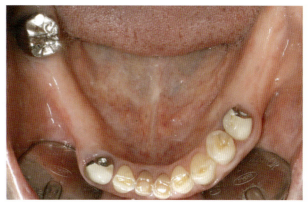

4. 義歯の破損防止

　パーシャルデンチャーの義歯床下にインプラントが入ることで、義歯の沈下量は減少し、患者も噛みやすくなる。義歯はより強い力が加わり、かつインプラントを支点としてたわむため、義歯床の破折リスクが高くなる。無歯顎者のIODにおいても、術後トラブルとして義歯床の破折は多い[1]。IARPDにおいては、インプラントが支持として働くことが多く、それは同時に大きな荷重が加わることも意味する。より一層の義歯床の補強が必要であり、通常は金属床（メタルフレーム）での製作が原則となる（症例8）。

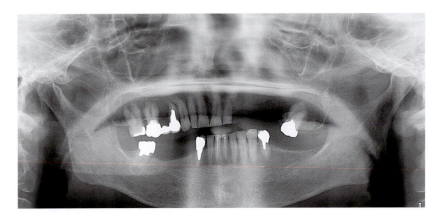

図17-6
初診時パノラマエックス線画像
臼歯部の咬合支持は右側1歯のみであり、しかも失活歯であった。

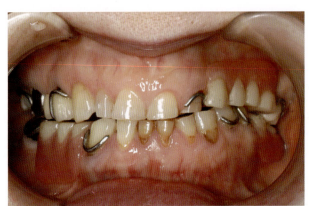

図17-7〜17-9　初診時義歯装着した状態
上下顎パーシャルデンチャーを使用していたが、|2 にクラスプがかかることが審美的に問題としていた。また上顎前歯部の切削による補綴は希望しなかった。そして義歯の使用は10年以上あり、患者も可撤式の補綴を望んだが、義歯の支持、維持を増すためインプラントの併用を計画した。

17-7
17-8 | 17-9

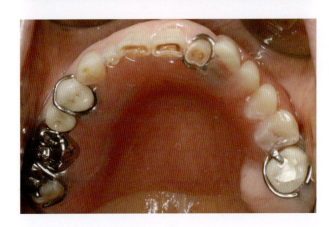
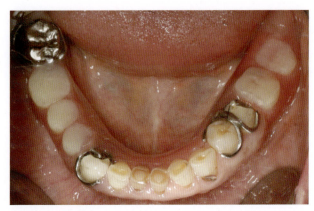

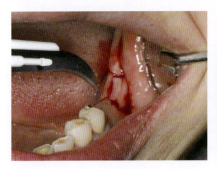
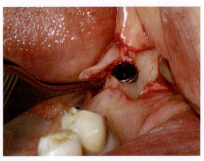

図17-10・17-11
左下インプラント埋入手術
下顎には遊離端欠損部に1本のインプラントを埋入した。H型の切開後、インプラントを埋入した。

17-10 | 17-11

第4章 インプラントパーシャルデンチャーの製作技法

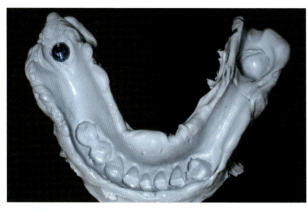

図17-12〜17-14
下顎のアタッチメント製作
遊離端欠損後方部に十分な径、長さのインプラントを埋入できたため、内冠型のアタッチメントを製作した。

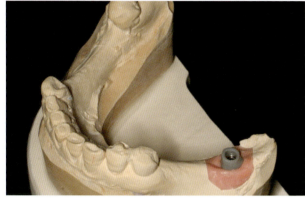 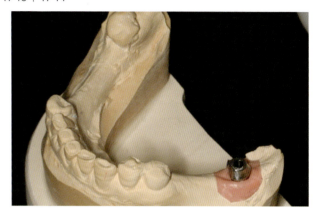

17-12
17-13 | 17-14

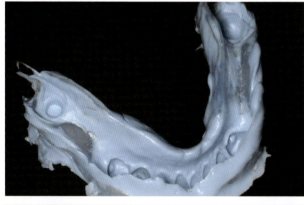 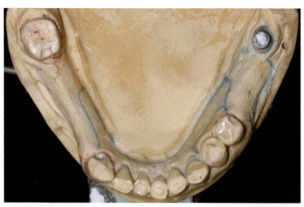

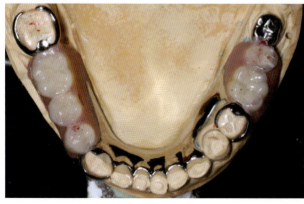 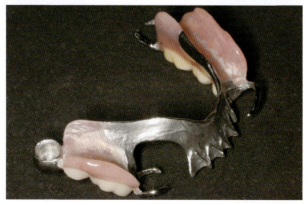

図17-15〜17-18　**下顎の義歯製作**
遊離端欠損の遠心側に1本のインプラントを埋入することで、欠損を中間欠損化することができた。
それにより義歯の動きや沈下は格段に減少した。

17-14 | 17-15
17-16 | 17-17

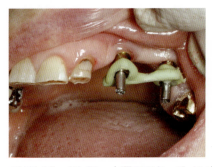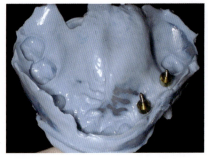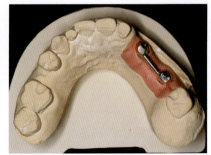

図17-19〜17-21　上顎のアタッチメント製作

KennedyクラスⅢの中間欠損であったが、欠損が大きく、|2 にクラスプをかけないようIARPDとした。上顎は下顎に比べ顎骨の条件も悪く、さらに義歯による側方力も受けやすい。2本埋入しバーで連結をした。

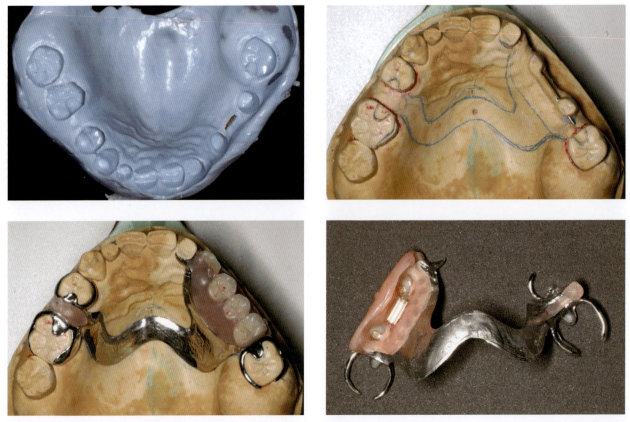

図17-22〜17-25　上顎の義歯製作

上顎はアタッチメントに維持を求め、審美性の観点から前歯部に維持腕がかからない設計とした。また義歯のメタルフレームはバーアタッチメントを覆い、強度を確保した。

第4章　インプラントパーシャルデンチャーの製作技法

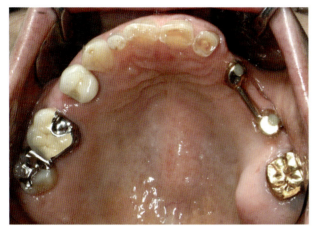

図17-26・17-27　メインテナンス時の口腔内（義歯なし）
インプラントの役割は上顎は義歯の維持と支持のため、下顎は主に支持のためである。

17-26 | 17-27

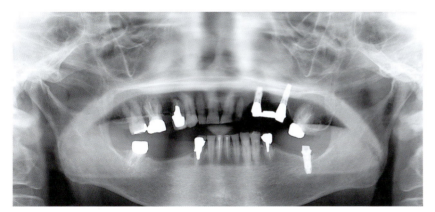

図17-28
メインテナンス時の
パノラマエックス線画像
上顎に2本、下顎に1本のインプラントを埋入することで臼歯部咬合支持の増強ができた。初診時ブラキサーで、臼歯部咬合支持が1歯のみであった。力による咬合崩壊が進む心配があったが、最小限のインプラント本数で大きな効果を得ることができた。

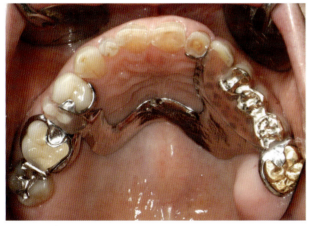 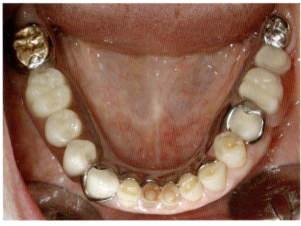

図17-29・17-30　メインテナンス時の口腔内（義歯あり）
遊離端欠損をインプラントにより中間欠損化したことで、義歯の挙動はほとんどなくなり患者はよく噛めるようになった。

11-29 | 11-30

137

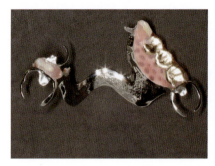 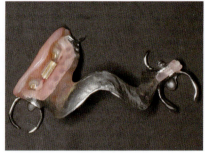 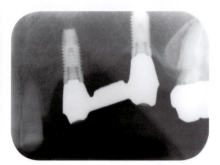

図17-31〜17-33　メタルフレームと金属歯で補強した上顎IARPD
バーアタッチメント上の義歯は強度確保が難しく、破折するリスクが高い。メタルフレームで補強したがさらに連結した金属歯にて補強および人工歯の摩耗に備えた。17-33は2年後のデンタルエックス線画像。

17-31 | 17-32 | 17-33

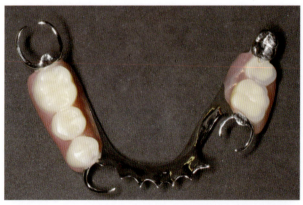 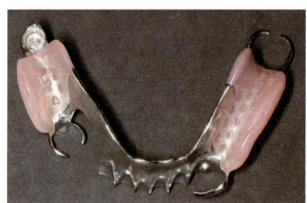

図17-34・17-35　メタルフレームで補強した下顎IARPD
下顎の義歯も増加する咬合力に耐えるようメタルフレームにて補強している。

17-34 | 17-35

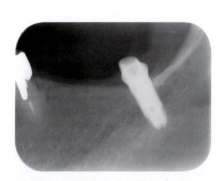 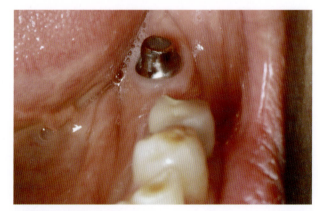

図17-36・17-37　2年後のデンタルエックス線画像と内冠型アタッチメント
高さのある内冠型アタッチメントは歯ブラシが当てやすい。またインプラント周囲を義歯床が覆わない開放型としたことにより、周囲粘膜の健康が維持できている。

17-36 | 17-37

参考文献

1) Goodacre CJ, Bernal G, Rungcharassaeng K, Kan JY: Clinical complications with implants and implant prostheses. J Prosthet Dent 90(2): 121-32, 2003.
2) Romeo E, Chiapasco M, Lazza A, Casentini P, Ghisolfi M, Iorio M, Vogel G: Implant-retained mandibular overdentures with ITI implants. Clin Oral Implants Res 13(5): 495–501, 2002.
3) Gallucci GO, Morton D, Weber HP: Loading protocols for dental implants in edentulous patients. Int J Oral Maxillofac Implants 24 (Suppl): 132-46, 2009.
4) Ellsworth Kelly: Changes caused by a mandibular removable partial denture opposing a maxillary complete denture. J Prosthet Dent 27(2): 140-150, 1972.
5) 上田芳男ほか: オーバーデンチャーの支台歯の負担性に対するコーピングの形態の影響. 補綴誌 31: 971-979, 1987.
6) Körber KH: Zahnärztliche Prothetik, 1984.
7) 後藤建機: 歯牙の生理的動揺に関する実験的研究. 歯科学報 71: 1415-1444, 1971.
8) 宮下恒太: 顎粘膜の局所被圧変位度と咬合力による義歯床の沈下度とに関する研究. 歯科学報 70: 38-68, 1970.

第5章

メインテナンス

天然歯とインプラントさらに義歯が共存する環境でのメインテナンス

第5章

天然歯とインプラントさらに義歯が共存する環境でのメインテナンス

歯科衛生士
柿沼 八重子 Yaeko KAKINUMA

1 天然歯とインプラントさらに義歯が共存する環境の難しさ

1. 天然歯の環境

1) 鉤歯（支台歯）を襲う3つのリスク――う蝕、歯周病、力について

　鉤歯には常にクラスプなどの支台装置がかかり、隣接する欠損部には義歯床が近接する。そのためプラークが停滞し、う蝕や歯周病に罹患しやすい環境にある。さらにクラスプを介して咬合力も加わり、外傷となりうる環境にある。このように鉤歯は他の残存歯に比べても、う蝕、歯周病、力の3つのリスクを抱えている。

2) 残存歯でプラークが残りやすい部位

　鉤歯は残存歯の中で最もプラークが残りやすい部位となる。通常、クラスプなど支台装置が鉤歯の周囲を覆い、隣接する歯との歯冠豊隆の連続性も失われる。また欠損側には義歯床が近接し、自浄性にとってはきわめて不利な環境にある（図1）。

　また鉤歯以外でも、孤立歯や最後臼歯の遠心部、転位歯、傾斜歯などでは、ブラシの毛先を当てにくくプラークが残りやすい部位になる。また歯周病に罹患しポケットが残存している部位、動揺がある歯では、歯肉縁下までプラークが入り込みやすいため注意が必要である。

3) 補綴されていることの多い鉤歯

　補綴修復物の隣接面コンタクト、歯頸部、ポンティック基底面はプラークが停滞しやすい。補綴した鉤歯はレストシートやアームスペースなど、義歯に合わせて形態を作ることが多いため複雑な形態をしているものが多く、自浄性、清掃性が悪い。また、義歯の着脱によってクラスプなどの維持装置が鉤歯の表面に傷をつける可能性がある。

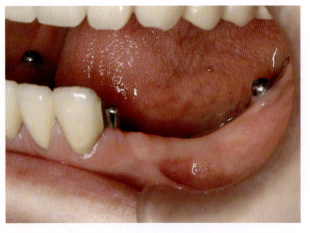

図1　IARPDにおける残存歯の環境
鉤歯（支台歯）は補綴されていることも多く、クラスプなど維持装置がかかるため過酷な環境にある。

そのためプラークや外来色素の沈着が早くなる。

4）義歯床が覆う歯肉の状態

残存歯の周囲を義歯床が覆うことで自浄性が失われプラークが停滞しやすい。また脆弱な辺縁歯肉が慢性的に義歯床の機械的な刺激を受け、歯肉炎を起こしやすい状態にある。さらに義歯が汚れた状態のまま装着すると、歯肉は炎症を起こし、さらに悪化すると口腔内の抵抗力が弱まり口腔カンジタ症になるリスクが高くなる。

2. インプラントの環境

1）アタッチメントの磨きにくい形態

IARPDにおいて、義歯床下にあるインプラントは通常の固定式インプラント補綴と異なる環境にある。IODのアタッチメントはその形態が歯根とは異なるため、患者は歯ブラシを当てにくい。特にアタッチメントの高さが低い場合や形態が複雑な場合では、プラークが停滞する要因となる。

2）歯列との連続性の欠如

IARPDでは、アタッチメントの形態が天然歯の歯冠とは異なり、さらに残存歯列とは離れ孤立した位置にあることがある。ブラッシングの際そのような歯列の連続性が失われると、プラークが残りやすい。

3）義歯床がインプラント周囲粘膜を覆うこと

IARPDが固定式のインプラント補綴と大きく異なる点は、インプラント周囲を義歯床が覆うことである。第2章Ⅳにあるように義歯床が覆うことで自浄性が失われ、周囲粘膜は炎症を起こしやすくなる（図2）。

3. 義歯の環境

1）維持装置の複雑さ

クラスプや義歯のアタッチメントはその形態が複雑であり、清掃しにくい。さらに鋳造鉤の外側は十分に研磨するが、歯に接触する内側は通常は滑沢に研磨しない。その理由は内面を研磨することで適合が悪くなるからである。

2）材質

義歯床は通常アクリリックレジンのように、多孔性の材料を使うことが多い。そのため口腔内では汚れが付着して停滞し、義歯床自体にプラークがつきやすくなる。また義歯は人工歯、義歯床、維持装置とそれぞれ異なる材質を使うことがほと

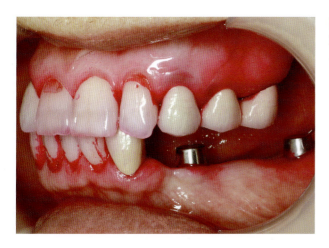

図2　IARPDにおけるインプラントの環境
固定式のインプラント補綴と異なり、アタッチメントは義歯で覆われ磨きにくい環境にある。

んどである。異なる材質を接着させても、そこには隙間や経年的な劣化によるはがれが生じる。人工歯、義歯床、維持装置などの異種材料が接する境界線は、プラークが侵入しやすい部位となる。

3）義歯の研磨面と粘膜面

義歯床の外側を研磨面、内面を粘膜面ということがある。外側は通常滑沢に研磨する。内面は粘膜に接するところであり、研磨すると不適合になる。そのため滑沢に研磨することはない。それにより義歯床の内側の粘膜面は粗造でプラークが付着しやすい。

4）義歯に加わるリスク

通常のパーシャルデンチャーでは、義歯床下は粘膜であり、加わる咬合力は義歯を介して床下粘膜で支持することになる。IARPDでは、義歯床下にインプラントが入ることで、咬合力をインプラントで支持することができ、結果として咬合力が増加することが期待できる。反面、インプラント上の義歯には強い咬合力が加わるため、義歯床の破折や人工歯の咬耗が起こりやすい（図3）。

2　天然歯とインプラントさらに義歯が共存する環境でのメインテナンス

1. 天然歯（鉤歯）のメインテナンス
1）リスクを考慮したメインテナンス

残存歯のメインテナンス時に気をつける点は、鉤歯は他の残存歯に比べ、う蝕、歯周病、力と3つのリスクが高いことである。鉤歯は義歯の維持や支持、把持のため、補綴していなくてもレストシートなどをエナメル質の範囲で切削することが多い。そのため複雑な形態になりプラークが残り、う蝕や歯周病のリスクが高まる。また、鉤歯には義歯を介した咬合力が加わるため、他の残存歯よりも力のリスクが高まる。メインテナンスの際は、鉤歯と他の残存歯では明らかにリスクが異なることを念頭に置いてプラークコントロールを行わなければならない。

また高齢になると歯肉退縮により、セメント-エナメルジャンクションが口腔内に露出してくる。象牙質が露出した部位や補綴装置のマージン下の部位は、根面う蝕や二次う蝕のリスクを伴う。義歯装着者ではその部位にクラスプなどの維持装置や義歯床が近接する環境であり、さらにリスクが

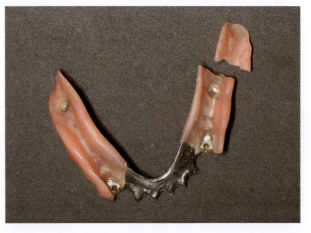

図3　IARPDにおける義歯の環境
義歯は複雑になり清掃しにくくなりやすい。また義歯床下にインプラントが埋入されているため、義歯破損のリスクがある。

高まる。唾液の減少も重なる患者では要注意となる。

そのようなリスクの高い鉤歯、残存歯のメインテナンスでは、プラークや歯石を除去した後、プラークの再付着を防止するために、ラバーカップに研磨材無配合または仕上げ用のペーストを使って根面を滑沢に整える。

2）修復材料や欠損の原因に応じた研磨材の選択

残存歯は補綴してあることも多く、その材質もさまざまである。天然歯も象牙質が露出していることもある。つまり残存歯のメインテナンスをする場合、エナメル質、象牙質、修復材料（金属、セラミックス、レジン）などが対象となる。PMTCを行う場合、その材質を考慮する必要がある。

天然歯でも象牙質が露出している部位は、粗い研磨材（高RDA）ペーストを用いて研磨すると、傷がつきやすくプラークの停滞要因になる。そのような部位では低RDAでかつ高濃度のフッ化物を含むペーストが望ましい。

補綴してある歯に対しては、特に金属やレジンは粗い研磨材を含むペーストでかつブラシコーンでPMTCを行うと、表面に大きく傷をつけることになる。研磨材無配合またはRDAの低いペーストを用い、ラバーカップでPMTCを行う必要がある（図4）。

欠損の原因も考慮した研磨材の選択をする。う蝕のリスクの高い患者に対しては、高濃度のフッ素含有のペーストを選択する。歯周病のリスクの高い患者に対しては、歯周病原因菌に対して殺菌成分を含むペーストもある。また酸蝕症の傾向がある患者に対しては、牛乳成分を含む緩衝作用のあるペーストを用いる。

2. インプラントのメインテナンス

1）義歯床下にあるインプラントのメインテナンス

義歯床下にあるインプラントは、通常の固定式インプラント補綴と異なる環境にあるため、それに配慮したメインテナンスが必要になる。

メインテナンスの際は、まずインプラント周囲粘膜の炎症の有無を確認する。複雑な形態をしているものもあり、ブラシが当てにくくプラークが残りやすい。またインプラント周囲を義歯床が覆うことが多く、自浄性が悪く、義歯床による慢性

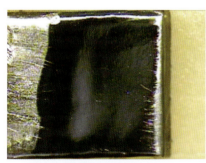
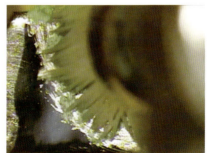
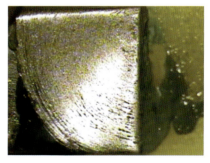
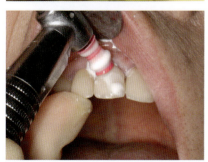

図4 a-d
鉤歯は補綴されていることが多い。その材質によっても研磨材の種類を考える。写真a〜cは金銀パラジウム合金を、荒研磨用のペースト（RDAが約150）を用いて、毎分2000回転にてブラシで研磨した（a: 研磨前　b: 研磨途中　c: 研磨後）。口腔内のクラウンも同様に傷がつくことが推測できる。補綴材料に応じ傷をつける恐れがある場合は、dのようにラバーカップを用いRDAの低いペーストを用いる。

a | b | c
d

刺激が加わるため周囲粘膜炎を起こしやすい（図5・6）。

2）アタッチメントの形態によるメインテナンス
(1) ボールアタッチメント

ボールアタッチメントはその形態が径も細く複雑であり、患者も通常の歯ブラシでは適切に当たっている感覚が少ないためプラークが残存しやすい。ホームケアでは歯ブラシだけでなく、タフトブラシやスーパーフロスなどを併用することを指導する。

また、維持として使用するため下顎前歯部に使用されていることが多い。天然歯のオーバーデンチャーでも、上顎に比べ下顎は歯石が付着しやすい。下顎に使用したインプラントのアタッチメントも同様に歯石が付着しやすい。ホームケアを徹底しプラークフリーを心がけることが理想であるが、歯石が再付着してしまう場合は、リコール間隔を調整し再付着する前にプロフェッショナルケアを行うことで対応する。

歯科衛生士によるプロフェッショナルケアでは、天然歯のPMTCと異なり、歯石やプラークをアタッチメントが傷つかないよう除去することを心がける。超音波スケーラーでラフに歯石を除去すると、アタッチメント表面の金属は大きく傷がついてしまう。プラスチックのスケーラーやプラスチックのチップをつけた超音波スケーラーなどを用い、慎重に歯石を除去する。プラークはソニックブラシや通常の歯ブラシなどを用い大きな汚れを落とし、細かいプラークは研磨材無配合のペーストを用い、ラバーカップで除去する。

複雑な形態のアタッチメントや周囲粘膜の縁下に入り込んだプラークは、エアーアブレージョンで除去すると短時間で効率的に除去できる。特にインプラント体が露出してしまった部位は清掃が困難であり、エアアブレージョンは有効である。しかし荒い粒子を使用すると、アタッチメントの金属に傷をつけ、脆弱な周囲粘膜も損傷することになる。グリシンなど粒子が細かく、傷つけにくいパウダーを使用する配慮も必要となる（図7）。

(2) バーアタッチメント

バーアタッチメントは複数本のインプラントを連結し、結んだバーの部分に義歯に装着したクリップなどで維持力を求める装置である。上顎でも下顎でも使用される。プラークを染出してみる

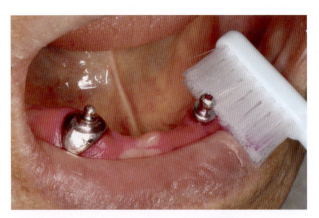

図5　IARPDにおけるアタッチメントの清掃性
IARPDでは複雑な形態のアタッチメントが歯列と連続性のない位置にあるため、歯ブラシは当てにくい。

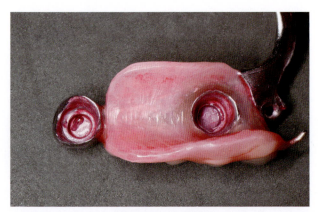

図6　インプラントを覆うIARPDの義歯
インプラントの上を覆う義歯は、形態も複雑で義歯床もありプラークが残りやすい。インプラント周囲のプラークを除去するばかりでなく、デンチャープラークも除去しなければ意味がない。

とアバットメントの内側、アバットメントのマージン部、バーの粘膜側が染め出されることが多い。ホームケアでは通常の歯ブラシと共に歯間ブラシを併用するように指導する。

歯科医院でのプロフェッショナルケアでも、アバットメントの内側は歯間ブラシの太めを使用するとよい。アタッチメントの境界部は超音波スケーラーにプラスチックのチップを装着したものを使用すると傷がつきにくい。このときにインプラント周囲粘膜の付着は天然歯ほど強固ではないので、強い水圧やエアーがかからないよう、また周囲粘膜を傷つけないよう注意する。バーの下部はスーパーフロス（インプラント用もある）が使用しやすい（図8）。

(3) マグネットなどコーピング形態のアタッチメント

コーピング形態のアタッチメントは、内冠形態でその上部にマグネットのキーパーを装着することもある。他のアタッチメントに比べ、その形態は比較的シンプルであり、ブラシも当てやすくプラークは付着しにくい。しかしコーピングの高さが低くなると、反対にブラシは当てにくくなる。いわゆる根面板状の低いコーピングは、ブラシが直接周囲粘膜に当たり痛みやすい。また患者も歯ブラシを当てている感触が少なく、プラークは残りやすい。

ホームケアは歯ブラシで十分プラークは除去できるが、補助的にタフトブラシを指導してもよい。歯科医院でのプロフェッショナルケアでは、他と同様にアタッチメントの金属を傷つけないようにプラークや歯石を除去する（図9）。

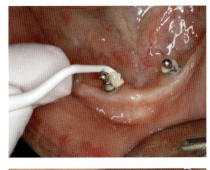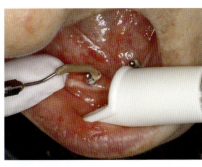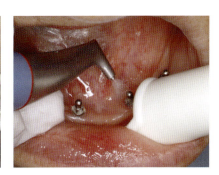
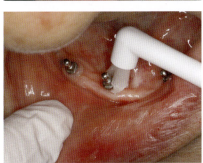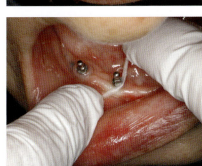

a	b	c
d	e	

図7 a-e　ボールアタッチメントのメインテナンス
a：ボールアタッチメント周囲に歯石の沈着がある。メタルのスケーラーを使用して歯石を除去するとアタッチメントに傷がつきやすい。プラスチックスケーラーがよい。
b：超音波スケーラーにおいてもプラスチックのチップがある。
c：インプラント体が露出してくると清掃が難しい。傷をつけにくいグリシンを使用し、エアーアブレージョンを使用するとよい。
d：ボールアタッチメントの形態は歯冠形態とは大きく異なるため、ブラシを当てにくい。タフトブラシを併用している。
e：スーパーフロスの使用も効果的である。

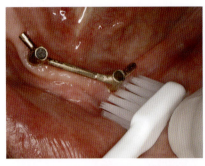 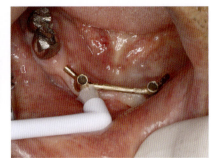 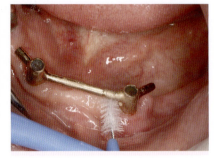

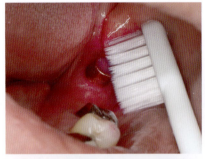

図8 a-d　バーアタッチメントのメインテナンス

a：ホームケアでは残存歯と同様に歯ブラシを用いて清掃するように指導する。
　　しかし複雑な形態のため、プラークが残りやすい。
b：バーを支えるアバットメント周囲はタフトブラシが使いやすい。
c：バーの下部やアバットメントの周囲は太めの歯間ブラシで清掃する。
d：バーの下部は粘膜が増殖しやすくプラークも残りやすい。
　　スーパーフロスでバーの下を清掃し、アバットメントの内側も同時に行う。

a	b	c
d		

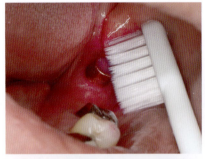 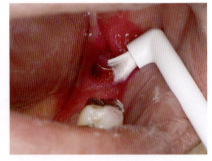 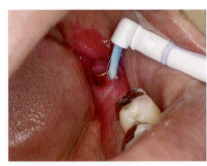

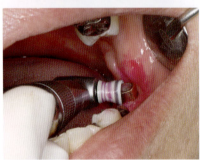

図9 a-d　コーピング形態のメインテナンス

a：マグネットなどコーピング形態のアタッチメントは高さがあると歯ブラシは当てやすい。
　　根面板のように高さが低いと当てにくくなる。
b：タフトブラシもプラークが除去しやすい。
c：インプラント周囲粘膜溝はペリオブラシを使用する。
d：PMTCの際、アタッチメントはラバーカップを用い、研磨材、
　　フッ素無配合のペーストを用いる。

a	b	c
d		

3）インプラント体へのフッ化物の影響について

インプラント補綴を行った患者にフッ化物を応用することは、インプラント表面のチタンが腐蝕する危険性が指摘されている。

しかしフッ素は海藻などの食品にも含まれ、低濃度のフッ化物であればインプラントの予後に大きく影響することはないと推測する。ただし口腔内が酸性に傾いている環境では、フッ化物によるインプラントの腐蝕が増強すると言われている。

ホームケアにおいて、フッ化物入りの歯磨材使用の影響について議論されている。しかし、低濃度のフッ化物であれば、インプラントへ影響することは少ないと推測している。むしろフッ化物は天然歯のう蝕予防効果も期待できるため、天然歯とインプラントが共存する環境では、フッ化物入りの歯磨材の使用は推奨されるであろう。

歯科医院でのプロフェッショナルケアでは、ホームケアよりも高濃度のフッ化物を使う機会がある。インプラントに高濃度フッ化物を意図的に塗布することは好ましくない。しかし天然歯のPMTCで、フッ化物入りのペーストを禁止する必要はなく、インプラントの周囲に事前にワセリンを塗布する程度で十分と考えられる。

3. 義歯のメインテナンス

1）義歯のプラークが付着しやすい部位に気をつける

(1) 義歯床の内側（粘膜面）

義歯床はその材質が多孔性のレジンのため、プラークが付着しやすい。特に義歯床の内側（粘膜面）は外側（研磨面）とは異なり、良好な適合を得るため粘膜面は滑沢には研磨することはない。そのため研磨面より粘膜面のプラーク付着に注意する（図10）。

(2) 人工歯の境界部

人工歯は、レジン歯、硬質レジン歯、陶歯、金属歯などの種類がある。一般的に多用されているアクリリックレジンなど義歯床の材料と人工歯の接着性はそれぞれ異なる。レジン歯は義歯床との接着性が最も高いが、陶歯、金属歯はほとんど接着しない。接着性が低いと経年的にはがれが生じ、プラークや着色が境界部に残りやすい（図11）。

(3) クラスプなどの支台装置の内面

クラスプなど支台装置はその構造が複雑であり、プラークが残りやすい。また鋳造鉤の外側は滑沢に研磨してあるが、内側は適合性を損なうため研

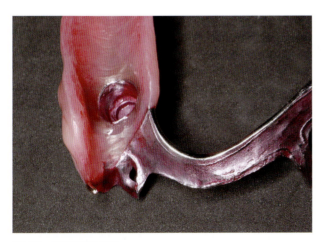

図10　義歯床の内面
メインテナンス時には義歯も染め出しをしてプラークの残存を確認する。義歯床の内面（粘膜面）や維持装置の周囲はプラークが残りやすい。

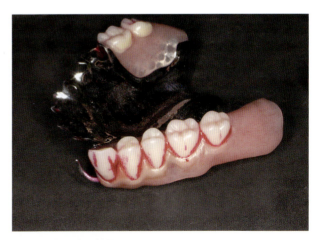

図11　人工歯の境界
人工歯と義歯床は異種材料のため境界にはがれが生じやすい。プラークや着色がつきやすい。

磨することはない。義歯床と同様に内面は粗造なため、プラークが付着しやすい（**図12**）。

上記のような義歯の特徴を理解し、プラークが付着しやすい部位に気をつけてプラークコントロールを行う必要がある。

2）義歯の洗浄方法

IARPDにおいて、通常のパーシャルデンチャーよりもその構造が複雑なため、より念入りな清掃が必要となる。

ホームケアにおいては、
① 流水下にて義歯専用ブラシで義歯をよくこすり、大まかな食渣など汚れを落とす。落として破損しないよう、洗面台にはマットや洗面器を置いておくとよい。
② 研磨材無配合の義歯専用泡状洗剤などで、義歯専用ブラシを用いよく磨く。
③ 水洗後、市販の義歯洗浄剤を入れた水に浸漬する。

などに配慮し、毎日洗浄することを指導する。

一方、歯科医院でのプロフェッショナルケアにおいては、以下の事項に配慮する。
① 流水下にて義歯専用ブラシで義歯をよくこすり、大まかな食渣など汚れを落とす。歯石が付着していてもスケーラーで取ると義歯を傷つけてしまう。汚れだけ除去する（**図13**）。
② 研磨材無配合の義歯専用泡状洗剤などで、義歯専用ブラシを用いよく磨く（**図14**）。
③ 水洗後、歯科医院専用の義歯洗浄剤を入れた水に浸漬し、5分から15分程度メーカー指示に従い超音波洗浄にかける。義歯洗浄剤は歯石が付着している義歯であれば酸性の製品、歯石はなく着色やぬめりであればアルカリ性の製品を使用すると効率的である（**図15・16**）。
④ 洗浄後、義歯を流水下でよく洗い、洗浄した容器も洗い、薬液が義歯や容器に残らないよう配慮する。
⑤ 容器に水を入れ5分程度、超音波洗浄にかける。
⑥ それでも歯石や着色が残る場合は、歯科医師や歯科技工士に再研磨を依頼する。

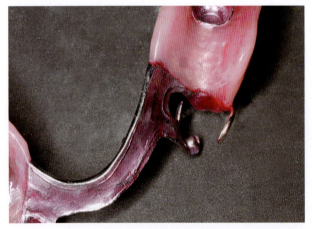

図12　クラスプなど支台装置の内面
クラスプなど支台装置や金属床の内面は滑沢には研磨しない。そのためプラークが残存しやすい。

歯科医院での義歯洗浄

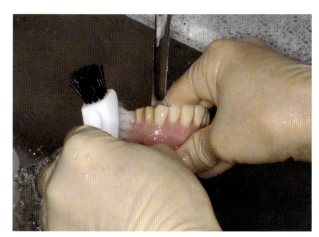

図13
まずは流水下で義歯専用ブラシを用い、食渣など大きな汚れを洗い流す。

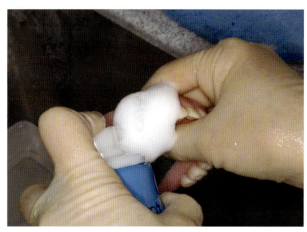

図14
研磨材無配合の泡状義歯洗浄剤を用い、義歯専用ブラシでよく磨く。

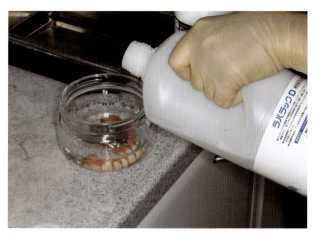

図15
歯石がついているときは酸性、着色やぬめりの時はアルカリ性の義歯洗浄剤を用いる。

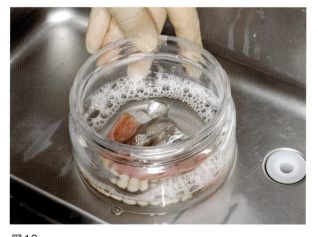

図16
義歯洗浄剤と共に超音波洗浄機にかけ、化学的、機械的洗浄を行う。その後よく水洗する。

おわりに

　2012年にデンタルダイヤモンド社より、『これからの義歯治療とインプラントオーバーデンチャー』を出版した。その書籍では、主に無歯顎者に2本のインプラントを応用した2-IOD（2-インプラントオーバーデンチャー）について記述した。インプラントによる維持があるとはいえ、動きの少ない義歯を製作することが基本と考え、Back to the denture!　というコンセプトを謳わせていただいた。その基本的な考えは本書においても踏襲している。

　また本書の執筆者には、てんとう虫スタディーグループの会員にお願いした。てんとう虫スタディーグループは小林和一先生が創設し、2014年4月で40周年を記念した。それを機に私が会長を引き継ぎ現在に至っている。執筆者はてんとう虫の中でも若手を中心に、論文検索から始まり執筆を行った。初めて執筆した者も多く不十分な点もあるがご容赦願いたい。インプラントパーシャルデンチャーの内容に関しては、毎月の例会の中で培ったものである。歯周治療をベースとし、義歯を含めた補綴治療、咬合を得意とした臨床家の集まりだからこそ、まとめることができたと自負する。

　最後に前会長の小林和一先生、顧問の染谷成一郎先生に感謝いたします。

2015年2月　てんとう虫スタディーグループ会長　　亀田 行雄

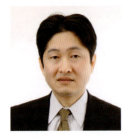

亀田 行雄
Yukio Kameda

■ 略歴
1963年　栃木県生まれ
1988年　東北大学歯学部卒業
1988年　東京都新宿区木村歯科医院勤務
1991～2002年　東京医科歯科大学歯学部 高齢者歯科学講座在籍
1994年　埼玉県川口市にて「かめだ歯科医院」開設
2014年　医療法人D&H　かめだ歯科医院＆樹モール歯科開設、現在に至る

■ 役職・所属学会・研究会
日本顎咬合学会副理事長
日本顎咬合学会咬み合わせ指導医
日本臨床歯周療法集談会（JCPG）副会長
リヒテンシュタインにてBPS Dentistの認証を取得
新宿三水会
てんとう虫スタディーグループ会長
Japan Denture Association次期会長

インプラントパーシャルデンチャー IARPDの臨床

発 行 日　2015年3月1日　第1版第1刷
監修・著　亀田 行雄
発 行 人　湯山 幸寿
発 行 所　株式会社デンタルダイヤモンド社
　　　　　〒113-0033
　　　　　東京都文京区本郷3-2-15 新興ビル
　　　　　TEL 03-6801-5810（代）
　　　　　http://www.dental-diamond.co.jp/
　　　　　振替口座　00160-3-10768
印 刷 所　共立印刷株式会社

©Yukio Kameda, 2015　落丁、乱丁本はお取替え致します。

- 本誌に掲載する著作物の複製権・翻訳権・上映権・譲渡権・公衆送信権（送信可能化権を含む）は、㈱デンタルダイヤモンド社が保有します。
- JCOPY〈㈳出版社著作権管理機構委託出版物〉
  本誌の無断複製は著作権法上での例外を除き禁じられています。
  複写される場合は、そのつど事前に㈳出版社著作権管理機構（電話03-3513-6969、FAX03-3513-6979、e-mail:info@jcopy.or.jp）の許諾を得てください。